LE

GRAND MÉDECIN

TRAITÉ

D'HYGIÈNE & DE MÉDECINE

1 franc

PARIS

Ch[illegible] [illegible]ur propriétaire du Guide Rose des Étrangers

49, RUE TAITBOUT, 49

LE

GRAND MÉDECIN

1868

L

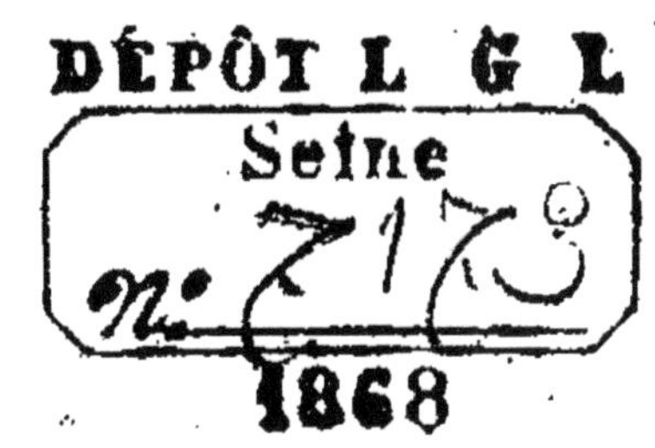

GRAND MÉDECIN

TRAITÉ

D'HYGIÈNE ET DE MÉDECINE

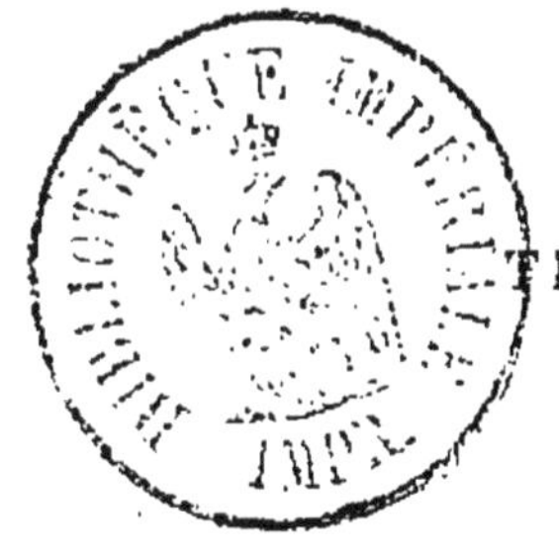

TROISIÈME ÉDITION

---

1 FRANC

Chez l'auteur, Propre du Guide rose des Étrangers

49, rue Taitbout

A PARIS

PRÉFACE

Ceci n'est point une œuvre personnelle : tout ce que la science médicale a eu de plus éminent y a collaboré. Quand il y va de la vie des hommes, quand les intérêts les plus graves sont en jeu, on ne doit rien avoir de plus à cœur que de faire partager au plus grand nombre possible sa propre responsabilité. En appelant à l'élaboration de ce petit traité un grand nombre d'autorités médicales, nous avons fait ce que toute personne consciencieuse doit considérer comme un devoir de faire dans les cas difficiles, c'est-à-dire que nous avons amassé un foyer de lumières dans une sorte de consultation en commun. Pour plus grande garantie, nous avons eu soin de ne faire intervenir, autant qu'il a été possible, que des spécialités, de sorte que, dans un cadre restreint, on trouvera, sur chaque maladie traitée, la pensée de l'homme qui l'a le mieux connue.

En nous effaçant ainsi, nous avons fait un grand sacrifice d'amour-propre, mais nous avons mis notre responsabilité à couvert de tout reproche derrière les noms les mieux accrédités.

Il vaut mieux prévenir les maladies que d'avoir à les guérir

Pour conserver la santé, il faut user de tout avec modération, avec sagesse, suivre l'instinct de la nature. Quand vous avez appétit, mangez, prenez des aliments simples autant que possible; les excès sont toujours mauvais, mangez sobrement.

Habillez-vous selon les saisons, et surtout selon le temps présent. Prenez de l'exercice, il en faut, il est indispensable.

Les hommes de cabinet doivent prendre une nourriture douce, peu excitante, pas trop copieuse. Ils useront sobrement de vins généreux, de liqueur et de café. Ils travailleront modérément et tâcheront de s'en abstenir le soir.

Les habitants de la campagne, ne doivent pas dépasser les bornes d'un travail raisonnable; ils doivent, avec précaution, reprendre leurs habits après le travail; ils doivent redouter, dans les moments de sueur, l'air froid, humide, les courants d'air, l'eau fraîche, et ne pas prendre d'aliments en trop grande quantité.

Les femmes enceintes ne doivent travailler qu'à des travaux légers, ne pas porter de fardeaux lourds, ne pas faire de longues courses, ni sauter, ni danser, et peu chanter.

Leur nourriture doit être douce, digestible, peu de boissons alcooliques, éviter les émotions et les soirées trop prolongées.

Les vieillards doivent avoir des vêtements chauds, une nourriture substantielle, sous un petit volume.

Extrait des conseils hygiéniques du docteur

L. V. Mazon.

HYGIÈNE

Évitez les refroidissements, tenez-vous les pieds chauds, la tête fraîche, le ventre libre, et vous aurez rarement besoin de médecin.

DU CHOIX DE L'AIR

D'un air pur et serein connaissez l'avantage :
Il y faut, s'il se peut, choisir votre séjour.
D'un égout, d'un marais craignez le voisinage ;
Logez loin des vapeurs qui règnent à l'entour.

SUR LE CHOIX ET LA MARQUE DU BON VIN

Quant au vin, sur le choix, voici notre doctrine :
Buvez-en peu, mais qu'il soit bon.
Le bon vin sert de médecine,
Le mauvais vin est un poison.
Point de vins frelatés, ils gâtent la poitrine ;
Un vin frais, naturel, pétillant, gracieux,
Doit flatter le palais, l'odorat et les yeux.
Aux meilleurs vins donnez la préférence,
Ils produisent toujours les meilleures humeurs.
Méprisez un vin noir, épais, sans transparence :
Il envoie au cerveau de grossières vapeurs ;
Il charge l'estomac, cause des pesanteurs,

Et rend sujet à la paresse.
Choisissez, pour bien faire, un vin mûr, un vin vieux,
Un clairet pétillant, dont la délicatesse
Tienne en effet au goût ce qu'il promet aux yeux :
Tempérez-en par l'eau l'esprit trop furieux ;
Encore, en le buvant, consultez la sagesse.

DE LA SOUPE

Ne méprisez point le potage :
Rien ne vous nourrit davantage,
Ni ne fournit de sucs meilleurs,
Pour prévenir l'amas des mauvaises humeurs.

REMÈDE
POUR CEUX QUI ONT TROP BU
DE VIN AU SOUPER

Si, pour avoir trop bu la veille,
Votre estomac est dérangé,
Avez dès le matin recours à la bouteille,
Vous serez bientôt soulagé.
Par ce remède bien purgé,
Aux maux de cœur, aux maux de tête,
Vous donnerez un prompt congé,
En prenant du poil de la bête.
Si vous voulez le lendemain
Vous lever léger, frais et sain,
Vous devez fuir comme la peste
Les soupers d'apparat, où l'exemple séduit.
On boit avec excès les deux tiers de la nuit,
On force l'estomac. Une douleur funeste
En est presque toujours le déplorable fruit.

A souper point de gourmandise;
En mangeant peu le soir, vous vous porterez mieux :
Le médecin l'assure; et, sans qu'il vous le dise,
Cette vérité saute aux yeux.

DE LA BIÈRE

Pour avoir dans la bière un breuvage bien sain,
Qu'elle n'ait point d'aigreur, qu'elle soit claire et belle,
Bien cuite et faite d'un bon grain,
Ni trop vieille ni trop nouvelle.

DE L'EMBONPOINT

Vous manque-t-il de l'embonpoint?
En ce cas ne négligez point
L'usage du froment, le porc frais, la moelle,
Le fromage nouveau, les rognons, la cervelle,
Les vins doux, l'œuf mollet, les chairs d'un jus exquis
Figues mûres, raisins nouvellement cueillis,
Vous feront une graisse et saine et naturelle.

IL NE FAUT POINT CHARGER L'ESTOMAC

Choisissez une nourriture
Simple et conforme à la nature.
Mangez de bons œufs frais, n'en perdez point le lait,
Prenez de forts bouillons, buvez du vin clairet.
Fine fleur de froment et mets de cette espèce
Vous feront arriver à l'extrême vieillesse.

Pour manger, attendez que l'estomac soit vide.
S'il n'a point digéré votre dernier repas,
D'un surcroît de travail ne le fatiguez pas.
Bornez-vous au besoin, n'ayez point d'autre guide.
Ne buvez point sans soif. Quand l'estomac est plein,
Attendez, pour manger, le retour de la faim.
Et la soif et la faim, dans un degré modique,
Sont, contre bien des maux, le meilleur spécifique.
Buvez en commençant; vous suivrez un usage
Qui ne peut être que fort sage.
Par un verre d'abord l'œsophage arrosé
A ce qu'on mange ensuite ouvre un passage aisé.

NE POINT CHANGER LE RÉGIME AUQUEL LE CORPS EST HABITUÉ

Avez-vous constamment suivi quelque régime,
L'habitude est formée, il faut la respecter,
Sans une cause légitime
On ne doit point s'en écarter.
Quand la borne est posée, y toucher c'est un crime
Qui souvent coûte cher à qui l'ose tenter.
De tout déréglement le corps est la victime.
Le divin Hippocrate a déduit prudemment
Le tort qu'à la santé fait un dérangement.
Que si vous méprisez son avis salutaire,
Tant pis pour vous, c'est votre affaire;
Mais ce ne sera pas sans doute impunément.

DE LA POIRE ET DES NOIX

La noix, dont j'avertis qu'il faut ne manger guère,
Est bonne à l'estomac, conforte ce viscère;

Elle corrige le venin.
La poire ne vaut rien sans vin.
Si vous la mangez en compote,
C'est un excellent antidote.
Mais poire crue est un poison.
Vous pouvez là-dessus régler votre conduite.
Crue, elle charge trop l'estomac; étant cuite,
Elle y porte la guérison.

DU BEURRE

Le beurre, aux fiévreux interdit,
Par son baume onctueux, lâche, humecte, adoucit.
Le petit lait pénètre, incise, ouvre la voie,
Lave et fond les humeurs des vaisseaux qu'il nettoie

DE LA CERISE

La cerise a pour la santé
Plus d'une bonne qualité.
C'est un des meilleurs fruits que produise la terre;
Il purge l'estomac, il forme un sang nouveau;
Et l'amande qu'on trouve en cassant le noyau
Délivre les reins de la pierre.

DE LA PRUNE

Fraiche ou sèche, la prune offre un double profit,
Car elle lâche et rafraichit.

DES FÈVES

Jamais la fève ne fut bonne
Pour ceux que la goutte affaiblit :
On tient même qu'elle la donne ;
Plus d'un savant auteur l'a dlt.

DES POIS

Faut-il louer les pois, ou faut-il qu'on les blâme ?
Ce légume en sa peau n'est pas sain, il enflamme.
Otez-la lui ; sans nul danger,
Ce légume peut se manger.

DE LA MOUTARDE

La moutarde, grain fort petit,
Fort sec, ford chaud, excite l'appétit ;
Mais quiconque en prend trop, en est puni sur l'heure ;
Il en fait la grimace, il pleure.
A cela près, la sauce où l'on met de ce grain,
Purge la tête et chasse le venin.

DU POIVRE

Au poivre noir, soit entier, soit en poudre,
Donnez les flegmes à dissoudre.
Il aide à la digestion.
Pour l'estomac, le poivre blanc est bon.

Il adoucit une toux violente,
Apaise les douleurs, et d'une fièvre ardente
Détourne le cruel frisson.

DE LA VIOLETTE

Pour dissiper l'ivresse et chasser la migraine,
La violette est souveraine.
D'une tête pesante elle ôte le fardeau,
Et d'un rhume fâcheux délivre le cerveau,
Guérit même l'épilepsie.

DES CHOUX

Les choux sont astringents, leur jus est laxatif;
Un bon potage aux choux est un doux purgatif.

DES ÉPINARDS

Pour prévenir les tristes cas
Que peut causer en vous l'épanchement de bile,
Les épinards sont bons, ne les négligez pas;
Aux estomacs fort chauds l'usage en est utile.

DE LA MAUVE

La mauve, émollient fourni par la nature,
Des intestins aide la fonction.
Moyennant sa décoction,
D'un pauvre constipé la délivrance est sûre.

De ses racines la râclure
Au ventre rend la liberté,
Sert au beau sexe, et lui procure
Le retour de ses fleurs, d'où dépend sa santé.

DES POIREAUX

Porreaux mangés en quantité
Rendent une femme fertile;
Sans eux telle eût été stérile
Qui leur doit sa fécondité.
D'un saignement de nez le remède est facile,
Par le jus des porreaux il peut être arrêté.

DE LA MENTHE

La menthe est pour les vers un remède efficace,
Au ventre, en l'estomac, elle agit et les chasse.

DE L'ORTIE

L'ortie, aux yeux du peuple herbe si méprisable,
Tient dans la médecine une place honorable.
Qu'un malade inquiet dorme malaisément,
Elle lui rend bientôt un sommeil secourable.
Contre un fâcheux vomissement
C'est un spécifique admirable.
Sa graine avec le miel abrége le tourment
D'une colique insupportable.

Le breuvage d'ortie, étant réitéré,
Adoucit de la toux le mal invétéré.
Réchauffe les poumons, du ventre ôte l'enflure,
Et de la goutte même apaise la torture.

DU CRESSON

Prenez jus de cresson, frottez-en vos cheveux :
Ce remède les rend plus forts et plus nombreux ;
Dartres farineuses ou vives
S'en vont quand par son suc, avec miel apprêté,
On en corrige l'âcreté.

DES MAUX DE TÊTE

Vous sentez-vous un mal de tête ;
S'il vient d'avoir trop bu, la médecine est prête :
Buvez de l'eau, c'est votre guérison.
Souvent d'un excès de boisson
Une fièvre aiguë est la peine.
Si le mal vient d'une migraine,
D'eau de morelle alors frottez-vous bien le front :
Le soulagement sera prompt,

Les maux de tête; la migraine, sont souvent causés par une mauvaise digestion, pour avoir mangé trop ou trop vite, sans mâcher convenablement. C'est quelquefois aussi l'effet d'un rhumatisme qui a changé de place ou du froid aux pieds et aux jambes.

DES YEUX

Prenez fenouil, verveine, éclaire, rose et rue;
On en distille une eau très saine pour la vue.

DE LA FISTULE

Mêlez le soufre à l'orpiment.
Chaux et savon pareillement,
Dans la fistule qu'on en mette,
En quatre fois la cure est faite.

Dans le CORYZA ou rhume de cerveau, la vapeur d'eau chaude, du sucre brûlé, la tisane de sureau ou de guimauve reçue par le nez produisent de bons effets.

Extrait de l'école de Salerne.

AMAUROSE (Goutte sereine)

Obscurcissement, diminution ou perte complète de la vue, produite par la paralysie de la rétine, du nerf optique ou d'une partie du cerveau chargée de recevoir l'impression de la lumière. Le nom de goutte sereine donnée aussi à cette affection est d'origine arabe; il a été appliqué à l'amaurose par analogie, les anciens s'étant imaginés que la cécité amaurotique était envoyée par les dieux au moyen d'une goutte d'eau claire qu'ils faisaient tomber sur les yeux.

L'amaurose est idiopathique, symptomatique, ou sympathique.

L'amaurose idiopathique est de deux sortes: ou la rétine est surexcitée, ou au contraire elle manque de ton; dans le premier cas, l'exposition de l'œil à une vive lumière, les lectures assidues, les études microscopiques, la vue des corps blancs, des éclairs, ont amené la maladie; dans le second, l'épuisement, par suite de l'abus des plaisirs, d'hémorrhagies abondantes, d'abstinences prolongées, la vieillesse, l'empoisonnement par l'acide carbonique, la belladone, le plomb, etc.

L'amaurose symptomatique est celle qui se rattache à une affection du nerf optique, ou du cerveau; elle reconnaît pour cause une foule d'altérations difficiles à préciser pendant la vie, telles que ramollissement, tumeur osseuse comprimant le nerf optique, etc.

L'amaurose sympathique provient soit d'une névralgie des nerfs trifaciaux, soit d'un embarras gastrique, de vers intestinaux, de calculs, soit enfin de l'hystérie, de la catalepsie, de l'éclampsie. Quelle que soit la cause de l'amaurose, la maladie a lieu tantôt graduellement, tantôt subitement; dans le premier cas, les objets paraissent moins distincts; le malade les voit comme couverts d'un voile, puis leur forme lui échappe peu à peu. Jusque-là c'est l'amblyopie ou vue trouble; plus tard, ces mêmes objets semblent se confondre, se mouvoir... enfin ils disparaissent complètement. Dans le second cas, qui est plus rare du reste, la cécité est complète.

Le pronostic de cette affection est très grave, surtout si la maladie occupe les deux yeux, si elle est très ancienne, si la pupille est déformée, dilatée, enfin si l'on voit une teinte grisâtre au fond de l'œil; toutefois la durée de l'amaurose est ordinairement longue et le traitement varie selon les causes nombreuses. Si l'affection est de nature sthénique, les émissions sanguines, sangsues, ventouses derrière les oreilles, les dérivatifs internes, les purgatifs, bains de pied sinapisés, seront mis en usage. Si elle est due à l'asthénie, les toniques, les vésicatoires, la noix vomique, l'électricité devront être employés; dans ces sortes d'amauroses dites torpides, on réveille la sensibilité de la rétine en touchant le pourtour de la cornée transparente avec l'azotate d'argent. Si l'amaurose est sympathique, elle disparaîtrait avec l'affection qui l'a produite.

Quant aux remèdes locaux, on emploie, selon les causes, les frictions et applications narcotiques sur l'œil ; celles du baume de Fioraventi, de gaz acide sulfureux, de gaz ammoniac, la vapeur d'éther phosphoré, les sachets aromatiques, dont on couvre les yeux, etc. Les fumigations au foie de poisson. les yeux bien ouverts, sont excellentes.

AMPOULE

Le mot ampoule, synonyme de cloche ou phlyctène, désigne une petite tumeur, de forme arrondie, produite par un épanchement ou accumulation de sérosité entre le derme et l'épiderme. Il faut avoir soin de piquer les ampoules à leur partie la plus déclive, pour donner issue à la sérosité, et les recouvrir ensuite de compresses trempées dans une liqueur résolutive ; mais il faut se garder d'élever l'épiderme, à moins que la sérosité, trop longtemps retenue, ne soit devenue ichoreuse et fétide.

ANTISCORBUTIQUE

Les médicaments efficaces dans le scorbut sont : le cresson, la racine de raifort, le cochléaria, et la plupart des plantes crucifères. (Voy. *Scorbut.*)

ANÉVRISME

Tumeur produite dans l'intérieur d'une artère par la dilatation des membranes qui constituent les parois, qui survient sans cause apparente Comme il existe plusieurs sortes d'anévrismes, l'homme de l'art peut seul apprécier.

Nous parlerons ici des anévrismes du cœur, distingués en actifs et passifs.

Les anévrismes dits actifs sont ceux dont la dilatation des cavités coïncide avec l'épaississement des parois du cœur; ils sont désignés sous le terme plus rigoureux d'hypertrophie.

Les anévrismes passifs consistent dans un amincissement des parois du cœur, d'où résultent l'agrandissement de ses cavités et le trouble de ses fonctions.

Le diagnostic de ces affections est très difficile, même pour le médecin exercé, c'est pourquoi les personnes craintives sur leur santé doivent se prémunir contre cette idée de se croire atteintes de ces maladies dont elles lisent l'histoire.

ANGINE

L'angine est une inflammation qui peut occuper ensemble ou séparément, et quelquefois d'une manière successive, l'entrée des voies aériennes et alimentaires, savoir : le pharynx et les diverses parties qui le composent, comme les amygdales, le voile du palais, l'œsophage et le larynx, ainsi que les annexes, la trachée artère et les bronches. Il est rare, en effet, que l'inflammation se borne régulièrement à telle ou telle partie.

L'angine reconnait les mêmes causes que les autres inflammations des membranes muqueuses ; ses symptômes sont les uns généraux, tels que la fièvre, l'abattement, la perte de l'appétit; les autres locaux, tels que la douleur à la gorge, la difficulté d'avaler et même de respirer, qui peut dans quelques cas graves être portée jusqu'à la suffocation. Généralement l'angine est une maladie peu grave et d'une assez courte durée; elle se termine souvent d'elle-même; quelquefois cependant, et surtout lorsqu'elle se complique, elle peut avoir une terminaison funeste, des abcès peuvent se manifester, des eschares gangréneuses se développer dans divers points et prolonger la maladie en augmentant ses dangers.

Le traitement présente peu de particularités; c'est celui des inflammations aiguës : repos, diète, boissons tempérantes, gargarismes émollients; au besoin, application de sangsues sur les côtés du cou ou saignée générale. Les abcès doivent être ouverts pour diminuer l'étouffement : enfin quand les amygdales restent endurcies, il est quelquefois utile d'en faire l'excision.

ANGINE COUENNEUSE

Cette affection plus connue sous le nom d'angine gangréneuse, angine maligne, est une inflammation d'une nature spéciale, occupant la partie que nous venons d'indiquer, mais ayant de plus une production de couennes blanchâtres qui adhèrent à la membrane muqueuse; ces fausses membranes, qu'autrefois on considérait à tort comme des eschares gangréneuses s'accumulant les unes sur les autres, peuvent obstruer les voies aériennes et occasionner la suffocation, comme dans le croup, avec lequel l'angine couenneuse présente une grande ressemblance.

Cette maladie se montre souvent épidémique et quelquefois contagieuse; elle attaque principalement les jeunes sujets et débute presque toujours d'une manière insidieuse. La marche est rapide et souvent le mal est déjà presque sans remède lorsqu'on peut le reconnaître. A une rougeur et à un gonflement plus ou moins considérables succèdent bientôt des plaques d'une matière semblable à de la crême épaisse. Ces plaques s'étendent sur toutes les parties malades, et lorsqu'elles envahissent le larynx et la trachée artère, le malade périt suffoqué.

Dans les cas favorables, ces plaques, après avoir persisté quelques jours, se détachent peu à peu et les parties reviennent à l'état naturel. (V. *Croup.*)

ANGINE DE POITRINE

Maladie caractérisée par une constriction déchirante que le malade éprouve le plus souvent à la partie inférieure du sternum, d'où elle s'irradie vers le côté gauche et se propage au bras et au cou. Le malade est pâle, saisi d'épouvante, et quand les attaques, qui ordinairement ne durent que dix à vingt minutes, deviennent très-fréquentes, elles peuvent amener la mort. La nature de cette maladie n'est pas encore bien connue. Elle est considérée par des médecins comme une névrose ou une névralgie; d'autres la regardent comme symptomatique d'hypertrophie du cœur, d'anévrisme de l'aorte, etc. Les hommes, plus que les femmes, y sont sujets de cinquante à soixante-dix ans.

Le traitement consiste dans l'usage des sangsues sur le devant de la poitrine, des narcotiques, des antispasmodiques, des révulsifs externes, du sulfate de quinine, si les accès reviennent à époques à peu près déterminées.

ANKYLOSE

Diminution ou impossibilité absolue de mouvements d'une articulation naturellement mobile. Elle est vraie ou complète, si les mouvements sont définitivement perdus; fausse ou incomplète, lorsque les surfaces articulaires exécutent encore quelques mouvements les unes sur les autres. L'ankylose suppose toujours que la partie où elle a lieu est restée longtemps immobile, comme il arrive à la suite de toutes les affections des os (fractures, luxations, tumeurs blanches, etc.) L'ankylose vraie est au-dessus des ressources de l'art; la fausse ankylose se traite au moyen de bains émollients longtemps répétés, de frictions huileuses, et par l'usage des eaux thermales de Bourbonnes-les-Bains ou de Barèges en douches et bains. Aussitôt que les parties molles commencent à être relâchées, on fait exécuter des mouvements gradués à l'articulation malade.

ANTHRAX

Tumeur inflammatoire de la peau et du tissu cellulaire sous-cutané, dont on distingue deux espèces :

1° L'*Anthrax bénin*, qui se montre particulièrement à la nuque, sur le cou, sur le dos, sur les membres. La tumeur est dure, rouge, très bien limitée; elle donne lieu à une douleur excessive, à une chaleur brûlante. Au point le plus élevé on voit une ou plusieurs vésicules, au-dessous desquelles se trouve une tache noire, entourée d'un cercle luisant et d'un rouge brun. Cette tache s'élargit et s'ouvre au bout de quelques jours. Quelquefois les tissus qui sont sous la peau tombent en gangrène et laissent voir à nu les muscles, les tendons et les gros vaisseaux. Le traitement consiste dans l'application d'un grand nombre de sangsues, de cataplasmes émollients, et surtout dans le débridement de la tumeur au moyen d'une large incision en croix ; on expulse ensuite par les pressions méthodiques le pus et les matières détachées, et l'on met de la charpie enduite d'onguent détersif, et par dessus des cataplasmes émollients.

2° L'*Anthrax malin* ou *charbon*, qui se développe le plus souvent par contagion chez les individus exposés au contact des animaux morts du charbon, peut aussi résulter d'une alimentation malsaine, de l'habitation dans les lieux bas, humides. On l'observe souvent sur les lèvres ou les joues chez les enfants, mais il peut se développer sur presque toutes les parties du corps. Presque toujours le développement du mal est indiqué par des symptômes qui prennent au milieu d'une bonne santé.

L'individu qui a été exposé à la contagion sent de l'abattement, du malaise, de la prostration ; il a des nausées, des douleurs de tête et d'estomac, des vomissements ; il tombe rapidement dans un état d'affaissement profond. Il survient de la fièvre, et la tumeur qui fait le caractère de la maladie, se développe alors avec une telle rapidité qu'on peut à peine en suivre la marche : le malade meurt souvent au bout de quelques heures. Cette tumeur est une plaque saillante, très dure, fort douloureuse, le plus souvent recouverte de quelques vésicules qui contiennent un liquide noirâtre ou d'un noir grisâtre, charbonnée au milieu, rouge, luisante et tendue à sa circonférence; les parties voisines deviennent à leur tour grisâtres et tombent en gangrène. Le mal est beaucoup plus étendu, plus large dans la profondeur des tissus qu'à la surface de la peau; la douleur est excessive; il y a une chaleur brûlante. Avant de se gangrener à leur tour, les parties qui entourent le mal sont énormément gonflées et dis tendues. Quand c'est le cou qui en est le siége quelquefois il atteint un tel volume, que la tête, le cou et le tronc semblent confondus dans une même masse.

Dès que le caractère de cette redoutable affection est reconnu, il faut inciser la tumeur, enlever les parties gangrenées et cautériser profondément la plaie.

APHONIE

Perte plus ou moins complète de la voix. Cette affection est très souvent un symptôme d'une autre maladie. C'est donc à la maladie primitive qu'il faut s'attaquer, pour détruire l'aphonie.

APHONIE NERVEUSE

10 grammes d'ammoniaque liquide; 45 grammes de sirop d'érysimon; 90 grammes d'infusion de fleurs de tilleul. A prendre en une seule fois. Gargarisme : Eau, 250 grammes; alun, sulfate d'alumine et potasse, 6 grammes; sirop diacode, 60 grammes. Se gargariser toutes les demi heures.

APHONIE CHRONIQUE

Teinture de poivre de Guinée, 3 grammes ; décoction de quinquina, 145 grammes. Mêler et se gargariser 5 ou 6 fois par jour. On pratique en même temps sur la partie antérieure du cou des frictions avec le liniment suivant : huile camphrée, 24 grammes ; huile de crotone, 8 grammes. Mêler.

APHTES

Petits ulcères circonscrits, blanchâtres, entourés d'un bourrelet blanc. Cette affection accompagne ordinairement les phlegmasies du palais, des amygdales, du pharynx et du larynx.

TRAITEMENT

Lotions émollientes et acidulées, pédiluves chauds. Gargarisme : eau distillée de plantin, 200 grammes ; hydromel, 40 grammes ; sous-borate de soude, 40 grammes. Mêlez et gargarisez-vous 8 à 10 fois par jour. Autre gargarisme : eau d'orge, 400 grammes ; extrait d'opium, 4 décigrammes. Se gargariser 4 à 6 fois par jour. — Toucher les aphtes de temps à autre, quand faire se peut, avec le sulfate de cuivre.

APOPLEXIE

Elle peut se définir une affection du centre nerveux encéphalo-rachidien, qui se manifeste par une perte ordinaire soudaine et plus ou moins complète du sentiment et du mouvement dans une ou plusieurs parties du corps. L'apoplexie se divise d'après son siége en apoplexie cérébrale et et en apoplexie rachidienne (ap. de la moelle épinière). Elle dépend soit d'un simple engorgement des vaisseaux sanguins encéphaliques ou d'une extravasion de sang hors de ces vaisseaux (ap. sanguine), soit d'une accumulation brusque de sérosité dans les cavités du cerveau (ap. séreuse), soit d'une cause inconnue qui ne laisse aucune trace de lésion matérielle appréciable (ap. nerveuse). L'apoplexie sanguine se distingue en apoplexie par congestion, qui résulte de la simple congestion des vaisseaux sans extravasion de sang, en apoplexie interstitielle, qui est l'effet de l'épanchement du sang dans le tissu nerveux lui-même, et en apoplexie méningée. Dans cette dernière, l'hémorrhagie s'opère simplement à la périphérie des centres nerveux ou dans les cavités ventriculaires du cerveau. L'apoplexie séreuse est peu commune et son histoire est encore environnée de beaucoup d'obscurité. L'apoplexie nerveuse est encore plus rare et moins bien connue ; les apoplexies rachidiennes ne sont pas très fréquentes non plus. En conséquence, nous parlerons seulement de l'apoplexie cérébrale sanguine.

Il est rare que l'apoplexie survienne d'une manière inopinée, ainsi que beaucoup de personnes sont portées à le croire; dans la plupart des cas, elle s'annonce par des prodrômes. L'invasion est précédée tantôt d'un sentiment de pesanteur dans la tête, d'étourdissements, de bourdonnements d'oreille, d'illusion d'optique; tantôt d'un affaiblissement marqué de la mémoire, de lenteur dans les idées, de surdité; tantôt d'un besoin insolite de sommeil, de mouvements spasmodiques vagues dans diverses parties du corps, d'une difficulté d'articuler certains mots. Après une durée plus ou moins longue des prodrômes que nous venons d'énumérer, l'apoplexie se manifeste sous différentes formes. Ainsi, elle peut survenir brusquement, atteindre un haut degré d'intensité et cesser au bout de quelques instants, ne laissant après elle aucune altération permanente appréciable de la sensibilité, du mouvement ou de l'intelligence; alors l'apoplexie est appelée coup de sang. D'autres fois, les accidents, au lieu de diminuer, croissent au point de supprimer non-seulement toutes les fonctions de relation, mais encore les mouvements du cœur et ceux de la respiration; dans ce cas, l'apoplexie est dite foudroyante.

Les causes de l'apoplexie sont excessivement nombreuses. L'apoplexie attaque surtout les vieillards, les sujets faibles, débilités par des maladies antécédentes ou ceux qui sont affectés d'une lésion organique du poumon ou du cœur. Les individus atteints d'anasarques ou d'hydropisie y paraissent aussi prédisposés. L'apoplexie cérébrale sanguine, au contraire, frappe de préférence les sujets forts et pléthoriques ; elle est favorisée par tout ce qui est de nature à déterminer un afflux considérable de sang vers le cerveau, comme les efforts violents, de fortes contentions d'esprit, des émotions vives, une température très élevée ou très basse, tout ce qui peut s'opposer au retour du sang veineux vers le cœur, et donne lieu à une stase sanguine dans le cerveau, comme un lien trop serré autour du cou, une attitude penchée, etc. Toutefois, la cause prochaine la plus fréquente de l'hémorrhagie cérébrale paraît résider dans les altérations que les artères encéphaliques subissent par le simple effet de l'âge, c'est-à-dire dans les ossifications et dans les incrustations crayeuses qui diminuent la solidité de leurs parois et tendent à en favoriser la rupture.

Le traitement de l'apoplexie est prophylactique ou curatif ; toutefois les moyens à mettre en usage sont à peu près les mêmes dans les deux cas : car la principale indication, avant comme après l'invasion de la maladie, consiste à diminuer la masse du sang au moyen des émissions sanguines ou bien à opérer une dérivation plus ou moins énergique vers la peau ou vers le tube intestinal.

ASTHME

Cette maladie paraît tenir à une conformation particulière de la poitrine ; elle est souvent héréditaire et appartient à l'âge adulte, plutôt à l'homme qu'à la femme.

Ses causes déterminantes sont les émotions morales, les excès en tous genres, une maladie du cœur ou des gros vaisseaux, les inflammations chroniques des conduits de l'air, et le froid, l'humidité, l'habitation des grandes villes le favorisent.

Il serait presque inutile de décrire les symptômes de l'asthme, puisque tout le monde le connaît; cependant voici en peu de mots comment se comporte cette maladie dans ses accès :

Ils arrivent souvent comme un coup de foudre et presque toujours la nuit et avant le jour; il y a d'abord des bâillements, des vents, resserrement de la poitrine, une toux sèche, le malade est déjà réveillé par la gêne et l'oppression ; il se met sur son séant ou court à la fenêtre pour humer l'air frais du dehors ; bientôt la respiration se précipite, devient haletante, entrecoupée, il y a ronflement et sifflement dans le jeu de la respiration. Le malade souffre horriblement, la toux suffocante survient, et la figure exprime l'anxiété la plus vive ; le corps se couvre de sueur, et le malade cherche un appui solide pour y fixer ses mains.

La décroissance enfin arrive avec une expectoration plus facile, et le calme se rétablit jusqu'à une autre fois.

Entre chaque accès, il y a un intervalle variable : quelquefois c'est un mois, quinze jours, d'autres fois trois, quatre ou cinq seulement, quelquefois vingt-quatre heures.

Cette maladie se guérit rarement ; aussi indiquerons-nous seulement les moyens qui doivent rendre les accès supportables.

Pour cela et aux premiers symptômes précurseurs de l'accès, vite, debout le malade, le placer sur un fauteuil ; ouvrir les fenêtres ; tremper ses pieds dans l'eau chaude ; n'avoir que les hommes utiles dans la chambre ; de suite après, des sinapismes aux mollets, une infusion légère de thé ou de tilleul, quelquefois du café léger à l'eau avec quelques gouttes d'eau de fleurs d'oranger, fumigations, papier nitré, cigare nitré.

AVORTEMENT

On désigne ainsi l'expulsion du fœtus depuis le commencement de la grossesse, jusqu'à la fin du sixième mois. Les causes sont, suivant M. Dubois, toutes celles qui peuvent amener l'utérus à se contracter prématurément, ainsi que celles qui peuvent détruire le fœtus dans le sein de la mère: les chutes, les vomissements, la toux, le toucher, le coït, etc. Les femmes qui cachent leur grossesse et se serrent dans leur corset y sont fort exposées ; une hémorrhagie par pression locale, l'influence de l'électricité, l'inflammation des organes voisins, sont encore des causes très communes. Chez les femmes trop jeunes ou avancées en âge cet accident s'observe souvent. Les maladies de l'utérus, les maladies graves de la mère, et surtout les mouvements convulsifs doivent encore être signalés, et principalement l'habitude. Quand il y a eu plusieurs avortements, on doit en redouter de nouveaux; les impressions morales, les saignées très abondantes ou très répétées, certaines influences épidémiques sont encore des causes à noter; le fœtus peut succomber par chacune de ces causes ou par d'autres que nous ne pouvons énumérer ici, et quand il est mort l'avortement devient inévitable.

Quant à l'avortement provoqué par artifice, la loi le punit de la réclusion. Ce n'est donc pas de celui-là qu'il s'agit ici.

BÉGAIEMENT

M. Serres pense qu'on ne peut le guérir que par une grande force de volonté; il faut faire concourir en même temps l'exercice et l'usage habituel de l'équisyllabisme secondés par les gestes vocalisateurs.

D'après M. Jourdant, on commence par faire faire une inspiration naturelle à la personne qu'on traite; on lui recommande, après un temps d'arrêt, de commencer la phrase en parlant lentement et modérément, et de la continuer en maintenant toujours le plus longtemps possible la poitrine dilatée comme elle l'était après l'inspiration, puis quand on sent que la phrase est terminée on lâche tout d'un coup l'air qu'on avait conservé et maintenu dans la poitrine, en ne le dépensant que modérément.

BOUILLON-BLANC

Plante de la famille des solanées. Les fleurs et les feuilles sont adoucissantes, pectorales, antispasmodiques et émollientes. On les emploie dans les inflammations de l'estomac et des intestins, la toux, le crachement de sang, etc. La dose en infusion est de 12 à 26 grammes pour un litre d'eau.

BOURDONNEMENTS D'OREILLES

Bruit sourd que les malades, et quelquefois les personnes en état de santé, croient entendre, et qui est extrêmement variable dans son type, sa violence et ses causes. Il peut être produit par le bruissemeut du sang poussé avec force dans les canaux du cerveau, par la présence d'un corps étranger, etc. Assez souvent il est purement nerveux et dû alors à un trouble des nerfs acoustiques.

BOURRACHE

Plante de la famille des borraginées. Les herbes, les feuilles et les fleurs sont employées comme émollients, sudorifiques et diurétiques. Elles sont employées dans le catarrhe, la pneumonie, rougeole, variole, scarlatine, miliaire. Il faut 6 à 15 grammes pour un litre d'eau.

BLESSURES

Terme générique par lequel on désigne les brûlures, les plaies par instruments tranchants, piquants. contondants, les contusions, les luxations, fractures, etc. Les blessures réclament un traitement différent, selon leur cause et leur état de gravité.

Voici le résumé des recommandations faites à ce sujet par le Conseil d'hygiène et de salubrité. Aussitôt qu'une personne a été blessée assez gravement pour qu'il soit nécessaire d'appeler un homme de l'art, on peut, en attendant celui-ci:

1° En cas de plaie, découvrir doucement la partie blessée, en coupant, s'il est nécessaire, les vêtements avec des ciseaux, et laver la blessure avec un linge imbibé d'eau fraîche ;

2° S'il n'y a qu'une simple coupure, et que le sang soit arrêté, rapprocher les bords de la plaie et les maintenir en cet état avec un morceau de taffetas d'Angleterre, ou des bandelettes de sparadrap amollies à la flamme d'une bougie ou sur des charbons ardents ;

3° S'il y a bosse ou contusion, appliquer sur la partie blessée des compresses imbibées d'eau fraîche avec addition de 15 ou 20 gouttes d'extrait de saturne pour un verre d'eau, et à défaut, d'un peu de sel ordinaire. Les compresses sont maintenues au moyen d'un mouchoir ou de tout autre bandage médiocrement serré, et on les tient humides en les arrosant fréquemment;

4° S'il y a hémorrhagie, on peut appliquer sur la plaie de l'amadou, du perchlorure de fer, des gâteaux de charpie, que l'on maintient soit avec la main, soit avec un bandage, sans trop serrer; si le sang s'échappe par un jet rouge écarlate et saccadé et que le blessé soit pâle, défaillant et en danger de mort, il faut s'empresser de comprimer fortement avec les doigts l'endroit d'où part le sang; on peut ensuite remplacer cette compression par un tampon d'amadou, de charpie ou même de linge appliqué sur la plaie, et maintenu par une bande bien serrée;

5° Si le blessé crache du sang, on le place sur le dos ou sur le côté correspondant à la blessure, la tête et la poitrine élevées, et on lui fait avaler de l'eau fraîche par petites gorgées; on peut aussi lui appliquer sur la poitrine ou sur le creux de l'estomac des compresse trempées dans de l'eau aussi froide que possible;

6° En cas de foulure ou d'entorse, on plonge la partie blessée dans un vase rempli d'eau fraîche; on l'y maintient le plus longtemps possible, en renouvelant l'eau à mesure qu'elle s'échauffe. Si la partie ne peut être plongée dans l'eau, on l'enveloppe de compresses imbibées d'eau fraîche, en ayant soin de les arroser continuellement;

7° En cas de luxation ou de déboîtement, on évite de faire exécuter au membre malade aucun mouvement brusque ou étendu; on se contente de placer ou de soutenir ce membre dans la position qui cause le moins de douleur au blessé et on attend l'arrivée du chirurgien;

8° En cas de fracture, on évite encore davantage d'imprimer aucun mouvement au membre blessé. Si le malade a besoin d'être transporté, on le soutient avec la plus grande précaution. Si la fracture est au bras ou à la main, on rapproche doucement le membre du corps, et on le soutient au moyen d'une écharpe; si elle est à la jambe ou à la cuisse, on place doucement le blessé sur un lit, puis on étend avec précaution le membre fracturé sur un oreiller, et on l'y maintient;

9° En cas de syncope ou d'évanouissement, il faut desserrer promptement les vêtements, enlever ou relâcher tous les liens qui peuvent comprimer le cou, la poitrine ou le ventre.

BRONCHITE

Inflammation de la membrane muqueuse des bronches et de la partie au-dessus du larynx. Vulgairement désignée sous les noms de rhume et de catarrhe. Le traitement varie selon la gravité. Dans le rhume simple, se garantir du froid et de l'humidité, éviter de trop parler, prendre quelque infusion de violette, de mauve, etc. La bronchite chronique réclame d'autres moyens : emploi des substances amères, lichen, sauge, polygala, quinquina, etc., et celui des révulsifs cutanés.

BRULURE

Il se manifeste aussitôt après l'accident une chaleur et une douleur vives mordicantes, qui s'apaisent au bout de quelques heures, mais quelque temps après surviennent la douleur et la chaleur propres à la réaction ; lorsque la lésion est profonde, lorsqu'elle est étendue surtout, des symptômes généraux se déclarent, tels que céphalalgie, fièvre, soif, agitation. Dans les brûlures qui occupent une large surface, on doit s'attendre à des complications inflammatoires du côté du canal intestinal, du cerveau ou des poumons; de là, en effet, diarrhée, délire, convulsions, tétanos; de là, aussi, des pneumonies partielles d'autant plus graves qu'elles sont insidieuses dans leur marche, obscures dans leurs symptômes, et partant le plus souvent méconnues. Lorsque les malades ont traversé cette période aiguë, tout danger n'a pas disparu ; l'abondance de la suppuration peut les épuiser et les faire succomber. Le travail de cicatrisation a cela de remarquable dans les brûlures, que le tissu de nouvelle formation altère les parties voisines avec une force extraordinaire, supérieure à la contractilité de la peau et des muscles eux-mêmes, et qu'il se forme, malgré tous les efforts, et en dépit de tous les moyens mécaniques employés pour s'y opposer, des cicatrices couturées, des difformités hideuses, qui gênent les mouvements et les fonctions des organes qui en sont le siége. Nous avons vu, dit le Dr Bossu, un enfant qui, par suite d'une blessure au cou, portait le menton adhérent à la région du sternum.

TRAITEMENT

Dans les blessures du premier et du deuxième degré, il faut placer immédiatement la partie malade dans l'eau froide, ou si cette immersion est impossible, employer les affusions d'eau froide, d'eau à la glace continuées pendant plusieurs heures; s'il y a des phlyctènes, il faut les percer sans enlever la peau, et si cet accident arrivait, il faudrait recouvrir la partie dénudée d'un linge fin enduit de cérat et recouvert lui-même de compresses imbibées d'eau blanche, s'il survient des symptômes inflammatoires, les saignées générales ou locales, les boissons rafraîchissantes, les purgatifs seront employés dans les troisième, quatrième et cinquième degrés. On combat d'abord l'inflammation, ensuite on cherche à obtenir la cicatrisation par les applications émollientes, puis de charpie enduite de cérat. Les onguents excitants hâtent la chute des eschares, et des appareils appropriés sont employés dans le but de prévenir ou de corriger les difformités de certaines cicatrices. Quant aux brûlures du sixième degré, l'amputation est souvent indispensable pour sauver la vie du malade.

Un des moyens les plus propres à calmer la douleur et à favoriser la guérison des brûlures à tous les degrés, consiste dans l'emploi du coton cardé. Après avoir ouvert les ampoules et lavé légèrement la partie affectée, on couvre immédiatement celle-ci avec plusieurs couches minces de ouate de coton, ou de coton cardé, de manière qu'elle soit pour ainsi dire matelassée et garantie de tout contact et de toute impression extérieure. Les brûlures peu intenses sont guéries en quelques jours par cette simple médication, et sans qu'on soit obligé de renouveler l'appareil. Pour les brûlures plus graves et qui sont suivies d'une suppuration abondante, il faut à chaque pansement remplacer le coton qui a servi par de nouvelles couches fraîchement cardées et continuer ainsi jusqu'à parfaite guérison. A défaut de ouate de coton, on peut employer la pomme de terre râpée, appliquée en couche suffisamment épaisse et maintenue au moyen d'une compresse et d'un bandage.

CARREAU

Cette maladie attaque plutôt les enfants que les adultes; c'est une dégénérescence tuberculeuse des glandes du mésentère chez les enfants qui ont été sevrés trop tôt et nourris d'aliments indigestes. Trouble général dans les fonctions digestives, dureté excessive du ventre, amaigrissement des membres et de la face. L'affection se produit par des diarrhées et peut durer plusieur mois, et pourtant guérir si on peut conserver l'appétit, mais parfois le malade succombe par suite des ulcérations intestinales.

TRAITEMENT

Régime doux, cataplasmes, bains émollients, sangsues, si le gonflement du ventre est inflammatoire : amers, huile de foie de morue ferrugineuse.

CÉPHALALGIE

Toute douleur qui occupe la tête, en tout ou en partie : vulgairement appelée migraine.

La seule médication rationnelle de cette affection consiste à éloigner la cause sous l'influence de laquelle elle paraît se manifester; le reste n'est qu'empirisme et charlatanisme.

CHIENDENT

La racine de ce graminée bien connu de tout le monde est journellement employée dans les maladies inflammatoires et particulièrement des voies urinaires. La dose pour la décoction est de 16 à 65 grammes par litre d'eau.

CATALEPSIE

Névrose cérébrale intermittente, le plus souvent sans fièvre, caractérisée par la perte instantanée du mouvement et de l'entendement, et surtout par une raideur de muscles, qui permet aux membres et même au tronc de conserver tout le temps de l'accès la position qu'ils avaient au moment de l'invasion, ou celle qu'on leur donne. Les tempéraments nerveux, les individus sujets à l'hystérie, à l'épilepsie, à la chorée, etc., s'y trouvent prédisposés naturellement.

Voici le traitement indiqué par le docteur Lagasquie. Il est inutile d'accabler les malades de soins superflus. Après les avoir couchés, desserré leurs vêtements, dégagé leur cou, suffisamment couvert leur corps et leurs pieds, élevé leur tête, donné accès à un air pur et tempéré, à une lumière douce et même un peu vive, on reste paisiblement auprès d'eux sans agitation, car il en est qui voient et entendent ce qui se passe à leurs côtés. Si l'accès se prolonge, l'incertitude de son issue et l'ignorance des soins actifs qu'il réclame doivent faire recourir au médecin.

En attendant son arrivée, on réchauffe les parties qui se refroidissent, on pratique des frictions sur les extrémités inférieures, on peut mettre des cataplasmes chauds simples ou sinapisés aux pieds, administrer un lavement émollient ou laxatif, faire flairer légèrement l'éther, l'ammoniaque, les alcools et les vinaigres aromatiques; ces moyens (moins l'olfaction) conviennent aussi après l'accès, lorsqu'il existe de l'embarras et de la douleur dans la tête. Quant à l'hygiène à observer dans l'intervalle des attaques, elle consiste surtout à éviter les causes morales que nous avons signalées, de plus les abus vénériens, les excès alcooliques, les aliments indigestes ou pris en trop grande quantité; à exercer le corps avec persévérance et l'esprit sans fatigue, avec calme, agrément et variété; à tenir le ventre libre et ne point dormir le jour sur les repas.

CATARRHE

Affection des membranes muqueuses caractérisée le plus souvent par une augmentation de mucosité de l'organe malade. On admettait autrefois un grand nombre de catarrhes; les plus importants aujourd'hui sont le catarrhe pulmonaire ou bronchite et le catarrhe de la vessie.

On donne encore le nom de catarrhe suffocant à cette difficulté qui survient tout à coup dans le cours d'un catarrhe pulmonaire chronique, et qui peut déterminer promptement l'asphyxie.

Dans un cas aussi grave, il faut faire vomir sur le champ à l'aide de cinq à dix centigrammes d'émétique dans un peu d'eau tiède, donnée en deux ou trois fois à dix minutes d'intervalle; employer en même temps des sinapismes aux pieds et aux poignets, donner ensuite une infusion de serpentaire, et toutes les heures une cuillerée de sirop d'éther.

CAUCHEMAR

Sentiment d'un poids qui comprime la poitrine ou la région de l'estomac avec impossibilité de se mouvoir, de parler, de respirer, survenant pendant le sommeil et produisant un réveil brusque suivi d'anxiété extrême. Il n'est pas rare, dans cet état pénible, de croire voir un fantôme, un animal comprimer la région épigastrique, ou un précipice s'ouvrir sous nos pas et nous engloutir.

Le cauchemar reconnaît ordinairement pour causes : 1° une digestion difficile; 2° une position pénible du corps ; 3° les affections morales tristes; 4° une maladie de l'estomac, des poumons, du cœur ou du cerveau. Les moyens de combattre le cauchemar varient selon les causes qui y donnent lieu. Comme traitement général, cependant, il est bon de se préserver de tout ce qui émeut le sentiment et l'imagination d'une façon effrayante ou triste, de ne point manger trop ou trop tard et surtout des aliments indigestes, de se livrer pendant le jour à un assez grand exercice, de se coucher le corps incliné du côté droit, la tête et les épaules élevées. Toutes les fois qu'on le pourra, il faudra provoquer le réveil lorsque le trouble de la respiration, l'expression d'anxiété du visage, la sueur du corps annoncent la présence du cauchemar; après quoi l'on s'empressera de calmer l'esprit, si l'on a affaire à des sujets jeunes et impressionnables. Le cauchemar étant assez souvent le symptôme d'une affection de l'estomac, on comprend qu'il ne puisse disparaître qu'avec l'éloignement des causes qui le produisent

CHLOROSE (PALES COULEURS)

Maladie caractérisée par la décoloration, la pâleur excessive de la peau, surtout celle de la face, la flaccidité des chairs, un état de faiblesse habituelle et de langueur générale, les dépravations des fonctions digestives, la petitesse et la fréquence du pouls. les lassitudes spontanées, la tristesse. etc. Cette affection paraît tenir à un affaiblissement des qualités stimulantes du sang.

CAUSES

Constitution faible, lymphatique, vie sédentaire, habitation des grandes villes, excès de sommeil ou de veille, mauvaise alimentation, amour contrarié, nostalgie, troubles de la menstruation, abus de certains plaisirs. La chlorose se manifeste surtout chez les jeunes filles à l'époque de la puberté.

TRAITEMENT

La première indication est de rendre au sang ses propriétés et de combattre la faiblesse générale. Le traitement doit donc être :

1° Hygiénique. Séjour à la campagne, habitation dans les lieux élevés, exposés au soleil, air sec, exercice à pied, à cheval, en voiture; jardinage, travail de ménage, vêtements de flanelle sur la peau; frictions sèches aromatiques sur tout le corps, électricité, régime tonique, chocolat ferrugineux, boissons toniques, amères, infusions de houblon, d'absinthe, de centaurée, de gentiane, de quinquina, médicaments ferrugineux, surtout employés à l'état élémentaire ou de sel (sous-carbonate, lactate), associés à l'iode; il faut aussi quelquefois réveiller l'excitabilité de l'utérus; bains de pieds irritants, sangsues en petit nombre à la vulve, courants électriques à travers le bassin, surtout à l'époque des règles; les eaux de Spa, de Plombières, de Vichy, de Passy viendront seconder utilement le traitement.

CHOLÉRA

C'est une maladie caractérisée par des vomissements violents et des déjections alvines abondantes, accompagnés de douleurs, de faiblesses et de refroidissement des extrémités. Il est sporadique ou épidémique.

Le choléra sporadique commence d'une manière subite. L'absence de prodrômes se remarque surtout lorsque la maladie se développe sous l'influence de la constitution estivale; alors la scène s'ouvre d'emblée par les déjections et les vomissements, de la soif, de la courbature, de la céphalalgie et une lassitude extrême qui force le patient à s'aliter. Quelquefois l'invasion est précédée par un frisson général fébrile. Les matières vomies sont d'abord aqueuses et quelquefois mêlées d'aliments ; elles sont sans odeur, aigres ou acides. Les premières déjections alvines sont stercorales; elles amènent ensuite une quantité considérable de mucus et de matières glaireuses plus ou moins épaisses. Les douleurs se montrent surtout pendant les vomissements; dans les intervalles, le malade éprouve des borborygmes, des épreintes, une chaleur brûlante dans le trajet que les matières parcourent. Quelques heures à peine s'écoulent et la soif devient ardente, une cardialgie intolérable se fait sentir; les mouvements de l'appareil digestif et des muscles abdominaux sont convulsifs et très douloureux, l'anxiété est extrême. Pendant que les douleurs suivent une marche croissante, les matières des déjections changent de nature : elles deviennent érugineuses ou porracées, brunes, noirâtres; leur odeur est fétide, elles peuvent même offrir d'autres caractères qui rappellent ceux des évacuations observées dans le choléra épidémique. Aux matières bilieuses succèdent l'excrétion de liquides ténus, quelquefois semblables à de la lavure de chair, et même des évacuations blanchâtres. L'abdomen est souvent très distendu par des gaz, et des émissions de ces fluides accompagnent alors les vomissements et les excrétions intestinales. Il est rare que la sécrétion urinaire soit supprimée : ce signe a servi à distinguer cette forme de choléra de la forme épidémique. Au bout de cinq ou six heures de souffrance, les traits s'altèrent, la respiration devient accélérée et suspirieuse, le pouls petit et irrégulier, presque insensible; le hoquet est fréquent; des contractions involontaires agitent les membres; le malade se plaint de crampes très douloureuses dans les mollets et dans les bras; l'abattement moral est extrême; cependant on observe que les fonctions intellectuelles ne sont pas troublées.

TRAITEMENT

Le plus efficace consiste dans l'emploi de boissons émollientes et acidulées, de glaces ou de liquides gazeux ; l'eau de Seltz pour arrêter les vomissements, des opiacés administrés en pilules et en lavements, des frictions chaudes pour calmer les douleurs, et, dans certains cas, des toniques pour relever les forces du malade.

CHOLÉRA ASIATIQUE

Le plus souvent l'invasion du choléra asiatique est précédée de prodrômes suffisants pour avertir l'homme de l'art et le sujet lui-même. S'il existe alors une épidémie déclarée, assez fréquemment l'approche de la maladie est signalée par un embarras gastrique qui dure quelques jours. Dans une foule de cas, les phénomènes prodromiques sont les suivants : malaise indéfinissable et chute rapide des forces, transpiration facile et débilitante, sensation pénible vers l'épisgastre et dans tout l'abdomen, digestion longue et difficile, tension abdominale, borborygmes, diarrhée qui cède et se reproduit souvent, coliques, nausées, hoquets, et enfin vomissements. Toutefois ces derniers sont rares et ne coïncident guère avec les déjections. On observe aussi de la soif avec désir de boissons acidulées, des appétits bizarres, des vertiges, de l'insommie, de la tendance à la syncope. Quand la maladie se borne là, la convalescence est lente et la rechute est facile ; enfin au moindre excès, il y a invasion brusque de tout l'appareil par les symptômes cholériques, soit après les symptômes ci-dessus, soit après une diarrhée longtemps prolongée, soit après un excès quelconque, et quelquefois sans la moindre circonstance de ce genre ; le choléra, proprement dit, se déclare par un malaise subit, accompagné de syncopes coïncidant avec les vomissements et les premières évacuations alvines, qui se succèdent d'abord avec beaucoup de rapidité. Les matières rendues ressemblent à du petit lait mal clarifié ou à une décoction de riz ; elles sont formées d'un liquide séreux, dans lequel nagent des flocons d'albumine coagulés. Bientôt après, crampes douloureuses dans les muscles des extrémités, surtout aux mollets, et qui s'étendent ensuite à l'abdomen ; le malade accuse de violentes souffrances, une vive ardeur à la région épigastrique, une pesanteur intolérable autour du cœur, une soif vive ; l'anxiété est extrême, la voix trouble, les paroles du patient sont plaintives et saccadées, les sécrétions de l'urine, de la bile, de la salive se suspendent entièrement; les évacuations deviennent très fétides et la sueur prend cette odeur singulière qui annonce les approches de la mort. En même temps la chaleur se supprime à mesure que le pouls se ralentit, une teinte blanchâtre ou violacée, qui a commencé aux extrémités, s'étend par plaques marbrées à toute la surface du corps, les ongles sont livides, presque noirs; la peau des doigts se ride et s'applique sur le corps des phalanges; l'amaigrissement devient bientôt tel que le malade est méconnaissable; en même temps l'œil semble fixé au fond de l'orbite, et la paupière supérieure n'en laisse voir qu'une partie; la conjonctive est sale et pulvérulente, la cornée est terne et plissée comme sur un œil vide, une turgescence plombée envahit la face; les lèvres grossissent et s'écartent; l'haleine et la langue sont froides et le nez est si froid qu'il tombe quelquefois en gangrène. A la fin de cette horrible scène, la respiration se ralentit, les tendons des muscles s'agitent, la cyanose a envahi tout le corps, le malade ne peut plus avaler, et après un ou deux mouvements convulsifs il meurt. Jusqu'à la fin ses facultés intellectuelles sont conservées; cependant il tombe habituellement dans une apathie extrême et semble désirer qu'on l'abandonne à son sort. Les attaques de ce genre sont généralement fatales dans l'espace de 4 à 8 heures.

Dans les formes moins graves que celles-ci, on

observe ce même cortége général de symptômes, mais ils sont moins rapides dans leur succession et on a plus de temps pour les combattre.

Lorsque le malade a échappé aux dangers de la période précédente, les spasmes et la dyspnée diminuent, la chaleur du corps revient, le pouls reprend progressivement son rhythme naturel, enfin les évacuations se suspendent, tandis que les sécrétions normales qui étaient supprimées reparaissent, les traits s'améliorent, le malade prend quelques instants de repos et entre en convalescence. Malgré ces signes favorables, il faut se tenir sur ses gardes : la réaction peut ou avorter ou donner lieu à quelque affection inflammatoire grave. Parfois le cholérique est emporté par une congestion cérébrale ou par quelque inflammation des voies respiratoires; plus souvent il survient une fièvre lente ou continue, avec accélération de pouls et congestion de la face ; le malade tombe dans l'assoupissement et la stupeur, la bouche devient mauvaise, il y a des vomissements bilieux; enfin la maladie se termine fatalement du quatrième au huitième jour, rarement plus tard, par une affection typhoïde. — Même traitement, dès le début, que pour le choléra sporadique.

ECZÉMA

L'eczéma peut occuper toutes les parties du corps, mais il siége de préférence chez l'homme aux jambes; sur les cuisses, au scrotum, à la verge, à la marge de l'anus, au visage, sur les mains, au cuir chevelu ; chez la femme, aux oreilles, aux lèvres, aux mamelons, aux aines, aux grandes lèvres, etc. Cette éruption a une grande tendance à se fixer sur les points intermédiaires entre la peau et les muqueuses. M. Cazenave place le siége de l'eczéma à l'extrémité des canaux sudorifères. Ses causes peuvent être locales ou générales, le plus souvent il coïncide avec un état pathologique interne plus ou moins marqué ; il n'est point contagieux, on peut le confondre avec l'herpès ou avec la gale, il n'a en général de gravité que son extrême persistance. Il faut agir contre la cause directe extérieure ou combattre l'état pathologique interne dont l'éruption est comme le contre-coup. Quand sa cause est directe, il suffit le plus souvent de la détruire pour voir aussitôt l'eczéma se modifier. Quand d'ailleurs l'éruption est simple, quelques cataplasmes émollients, des boissons adoucissantes, des bains tièdes généraux et un régime sévère suffisent presque toujours pour amener la guérison; si elle est à l'état aigu, on prescrit un régime antiphlogistique, des bains gétalineux, des lotions émollientes ou narcotiques. Quand l'eczéma tient à un état particulier de l'estomac, M. Cazenave a recours aux purgatifs, aux pilules de Plummier, aux eaux de Pulna, au calomel, etc.; à l'état chronique, on recommande les sulfures à l'intérieur ; si la peau est sèche, flétrie, les sudorifiques, les antimoniaux et surtout la solution de Pierson, les bains alcalins, les bains de vapeur. Il faut éviter l'emploi de pommades et de topiques irritants; la pommade au calomel est quelquefois indiquée. Insister longtemps sur tous ces moyens.

COLIQUE

Se dit de toute douleur plus ou moins vive, qui a son siége dans la cavité abdominale, et qui redouble par intervalles.

Ainsi que l'exprime la définition ci-dessus, le terme, malgré son étymologie, ne s'applique pas seulement à une douleur qui a son siége dans l'intestin côlon, il se dit encore des douleurs qui affectent les autres viscères contenus dans l'abdomen; ainsi on appelle colique d'estomac celle qui a son siége dans cet organe, colique hépathique, celle qui a son siége à la région du foie, et principalement vers la vésicule biliaire; celle dont la cause réside dans les reins et dans les canaux excréteurs se nomme colique néphrétique.

Quant aux coliques qui ont leur siége dans le tube intestinal lui-même, on les distingue en coliques idiopathiques et en coliques symptomatiques: au nombre de celles-ci, nous nommerons la colique inflammatoire, qui est l'un des phénomènes constants de l'entérite ou de la colite, c'est-à-dire de la phlegmasie de l'intestin grêle ou du côlon, la colique vermineuse qui est causée par la présence d'helminthes ou vers dans les intestins; la colique de miséréré, autrement appelée flux, mais qui doit son nom vulgaire aux angoisses extrêmes que le malade éprouve; la colique stercorale qu'on attribue à la rétention des matières fécales dans les intestins, rétention qui peut elle-même dépendre de la même cause que les douleurs; la colique bilieuse, ainsi nommée parce qu'on l'attribuait jadis à la surabondance de la bile, mais qui est simplement l'une des formes de l'entérite; la colique hémorrhoïdale, qui est causée par la suppression du flux hémorrhoïdal et la métastase de la congestion sanguine sur l'intestin; la colique menstruelle qui est due à une congestion sanguine intestinale, et qui tantôt précède ou accompagne l'évacuation menstruelle, résulte de la suppression de cette évacuation; la colique métallique, appelée encore colique des peintres, colique de plomb, colique saturnine, qui sont des phénomènes caractéristiques de l'intoxication par le plomb; la colique de cuivre qui résulte de l'intoxication par le cuivre, cette dernière reçoit encore le nom de colique métallique: enfin la colique se montre comme phénomène constant dans la péritonite, dans le choléra, dans la fièvre jaune, etc.

La colique idiopathique ou essentielle est dite encore colique nerveuse spasmodique ou convulsive; cette affection devient d'autant plus rare, que le diagnostic devient plus précis et que le médecin met plus de soin à explorer toutes les fonctions et tous les organes ; la colique spasmodique survient quelquefois sans cause connue; parfois elle est produite par une vive émotion de plaisir on de peine, plus fréquemment, disent les auteurs, elle succède à l'impression du froid ou à la suppression d'une évacuation accoutumée; mais alors comment qualifier de nerveuse une colique qui est nécessairement précédée d'une congestion vers l'intestin? L'invasion est en général soudaine, la douleur est intense et s'accompagne généralement de contractions spasmodiques des parois abdominales, de borborygmes, parfois de vomissements, de constipation et d'anxiété générale ; la pâleur de la face, l'altération de la physionomie, l'anxiété morale et physique, la petitesse et quelquefois l'inégalité du pouls, les sueurs froides et même la défaillance, sont les principaux symptômes qui accompagnent la douleur. La durée de cette affection est généralement courte, d'une à quelques heures seulement; sa terminaison est toujours heureuse; néanmoins les secours de l'art ne sont pas inutiles, ne fût-ce que pour abréger et diminuer les souffrances du malade.

Les moyens usités en pareils cas sont les narcotiques et les anti-spasmodiques combinés, les boissons légèrement aromatiques et les bains. La colique flatulente ou venteuse nous paraît n'être qu'une forme particulière de la colique idiopathique; ce qui la caractérise est le développement abondant de gaz dans le tube intestinal: on lui oppose ordinairement les substances dites carminatives.

On désigne sous le nom de coliques végétales les affections jusqu'à ce jour fort mal déterminées qui présentent pour symptôme principal des douleurs intestinales d'une grande intensité; cette catégorie comprend la colique de Madrid, dite aussi colique d'Espagne et mal de Galice, et la colique de Poitou. La première paraît être causée par l'air froid du soir et du matin, succédant rapidement à une chaleur très forte pendant le jour; elle affecte surtout les étrangers qui ne prennent pas contre les vicissitudes atmosphériques les mêmes soins que les indigènes. Cette maladie est quelquefois mortelle; le traitement le plus efficace consiste dans l'emploi des purgatifs et surtout de l'opium, qu'on porte parfois à des doses très élevées. La colique dite de Poitou est appelée en Angleterre colique Devonshire; ces dénominations lui viennent des lieux où on l'a primitivement observée. Du reste, cette maladie a été vue en Picardie, en Normandie, en Hollande, en Espagne, en Hongrie, à la Guyane, etc. Selon les uns, elle est due aux vicissitudes atmosphériques comme la colique de Madrid; selon d'autres, elle est causée par l'usage de fruits acerbes non parvenus à maturité, ou de boissons de mauvaise qualité. Cette affection entraîne quelquefois la mort. Nos connaissances soit relativement à la cause de la maladie, soit relativement aux besoins organiques qui la caractérisent, sont trop insuffisantes pour qu'on puisse lui opposer un traitement rationnel.

CONTRE-POISONS EN GÉNÉRAL

Acides : eau de savon, magnésie calcinée, eau de savon médicinal.

Alcalis : eau vinaigrée.

Baryte et sels solubles : sulfate de soude, de potasse ou de magnésie, eaux de puits.

Alcalis végétaux : décoction de noix de galle étendue d'eau, décoction de quinquina.

Oxyde d'arsenic : tritoxyde de fer hydraté, eaux minérales sulfureusess, eaux de chaux.

Sels de zinc : lait, bicarbonate de soude en dissolution.

Sels d'étain : lait, décoction de noix de galle, bicarbonate de soude.

Sels d'antimoine : décoction de quinquina ou de noix de galle; eaux minérales sulfureuses.

Sels de plomb : sulfates de soude et de potasse, eaux de Sedlitz, d'Epsom, d'Egra, eau albumineuse, lait, gluten, eau de puits.

Sels de cuivre : eau albmineuse, gluten associé au savon noir, lait, décoction de noix de galle.

SELS DE MERCURE : eau albumineuse, gluten combiné au savon noir, décoction de quinquina, de noix de galle, lait.

SELS D'ARGENT : sel commun en dissolution.

CHLORE : eau albumineuse.

CHAMPIGNONS : eau sulfurique, sel commun.

OPIUM : décoction de café.

CANTHARIDES : camphre.

ACIDE HYDROSULFURIQUE ET ACIDE HYDROCYANIQUE : chlore.

CONVULSIONS

M. Trousseau considère comme peu graves les convulsions qui sont subites et qui signalent le début d'une maladie aiguë, les convulsions terminales au contraire sont excessivement fâcheuses. Les convulsions ont d'autant moins de gravité, que les enfants y sont plus sujets ; la dentition et les troubles digestifs en sont les causes les plus ordinaires. Le plus souvent le médecin appelé fait placer au fondement des sangsues qu'il laisse saigner abondamment ; puis il fait couper les cheveux, et couvre la tête de réfrigérants. Cette pratique est dangereuse suivant M. Trousseau, car on pourrait avoir affaire à une éruption qu'on contrarierait ainsi. Il ne faut donc pas recourir aux réfrigérants au début d'une convulsion, mais les émissions sanguines sont utiles, un bain tiède donne aussi d'excellents résultats.

M. Trousseau croit en outre qu'il peut être utile de mettre du sel dans la bouche des enfants, on prescrit en même temps à l'intérieur un centigramme de poudre de belladone avec un peu de sucre. Il faut éviter surtout toutes causes d'excitations à l'enfant, enfin on peut recourir à la compression des carotides: exemples de guérison par ce moyen qui a souvent réussi à M. Trousseau.

COQUELUCHE

La coqueluche est cette toux convulsive qui se répète par quintes plus ou moins longues, plus ou moins violentes, plus ou moins fréquentes, dont les paroxysmes se succèdent sans intervalles. Dans ces quintes, le malade paraît prêt à suffoquer, son visage devient rouge, souvent livide et violet; il a des mouvements convulsifs, il ne peut respirer et surtout inspirer, son larynx resserré convulsivement empêche l'air d'entrer dans le poumon, et l'inspiration ne se fait qu'avec un sifflement, une espèce de hurlement. Cette maladie attaque ordinairement les enfants, plus rarement les adultes et quelquefois elle règne épidémiquement. Elle paraît moins dépendre des vicissitudes de la saison que d'une humeur âcre et épaisse, suite des mauvaises digestions et de l'état de l'estomac.

Elle se guérit souvent sans secours, mais la principale indication consiste à diviser la matière visqueuse, dont l'âcreté irrite le larynx, et à vider l'estomac qui en est comme le réservoir. Pour cet effet, on commencera par donner un vomitif, soit l'émétique à petite dose, soit l'ipécacuanha, qui est encore préférable au tartre émétique. Ensuite on emploiera les petites doses répétées de remèdes incisifs et évacuants, tels que le kermès minéral, l'ipécacuanha, la racine d'aricine sèche, la gomme ammoniaque, le suc de cloportes, etc.

Il est essentiel dans la coqueluche, pour peu qu'elle dure, de purger fréquemment les enfants, soit avec la rhubarbe, soit avec le sirop de chicorée composé et de leur faire observer une diète exacte pour empêcher de nouvelles suburres de se former dans leur estomac. Les boissons doivent être atténuantes et toniques. Le docteur Lunel s'est souvent servi avec succès d'une infusion de serpolet sucrée avec du miel, on peut également employer le pouliot, la menthe, ou quelque autre plante aromatique. Si la toux est si fréquente quelle ôte le sommeil, on peut donner le soir quelque léger narcotique, comme un ou deux gros de sirop de pavot

Si la coqueluche, après avoir duré longtemps, paraissait avoir irrité le larynx ou le poumon, et que l'on craignît pour l'état de la poitrine du malade, il faudrait appliquer à la nuque un vésicatoire dont on entretiendrait pendant quelque temps la suppuration et mettre le malade à l'usage du lait. du lait. On vante beaucoup le séjour dans les usines à gaz, plusieurs heures par jour.

CORS

C'est, suivant Lisfranc, une induration de l'épiderme causée par les chaussures trop étroites ou trop larges. L'épiderme endurci écarte le réseau dermoïde et, s'enfonçant dans l'épaisseur de l'orteil, constitue ce qu'on appelle les racines du cor. Ces racines font ainsi l'office de corps étrangers et peuvent déterminer de graves accidents; dans tous les cas, c'est une cause de gêne continuelle. Il faut porter des chaussures qui ne soient ni trop larges ni trop étroites: lorsque le cor est récent, on l'attendrit à l'aide d'un pédiluve d'eau simple, puis avec l'ongle on l'arrache. Mais s'il a pénétré profondément, on se sert d'une aiguille aplatie, on l'isole, et avec des pinces à disséquer on l'extirpe. Comme moyen palliatif on a conseillé le diachylon, la baudruche, ou bien on le recouvre de deux emplâtres dont l'un est percé dans toute l'étendue du cor. Il faut se garder de les toucher avec des caustiques liquides. Le nitrate d'argent est le seul caustique qu'on puisse employer, encore ne faut-il cautériser que très légèrement.

M. Donné conseille la potasse pour les dissoudre: une pierre ponce taillée en forme de lime et trempée dans l'eau de potasse. On se sert de cette lime un peu humectée pour faire les frictions sur le cor, et on voit ses différentes couches se détacher successivement jusqu'à ce qu'on détermine une légère douleur; on recommence ainsi fréquemment. Dans la variété appelée œil de perdrix la douleur est beaucoup plus vive, le cor est mou et bien plus difficile à détruire; il faut appliquer une pommade siccative dans laquelle on fait entrer de l'acétade de plomb; au bout d'un certain temps on a recours à la potasse.

Un médecin conseille : Sulfate de fer, 1 livre, eau de lessive, 10 à 12 pintes.

Versez le tout dans un vase de fonte, et chauffez jusqu'à ébullition, ajoutez une demi-pinte d'eau de rivière dans laquelle on aura fait bouillir pendant un quart d'heure une pincée de sang-de-dragon.

CROUTES DE LAIT

On désigne sous ce nom l'acéné sébacé et l'eczema impetigineux chronique. Ces deux affections sont sans gravité. En général il faut les respecter. Il n'en est pas de même de l'eczéma muqueux, qui par la démangeaison qu'il cause, peut fatiguer et amaigrir les enfants. Toutefois les croûtes ne doivent être enlevées qu'avec de grandes précautions, tant qu'il y a accroissement de la maladie et sécrétion soutenue. Il faut respecter d'autant plus cette sorte d'émonctoire, qu'en général il donne peu de sécrétion morbide, et que par cela même, il n'altère pas la santé de l'enfant, mais lorsque la croûte de lait ne fait plus de progrès, ni en bien, ni en mal, on peut chercher à en obtenir la guérison. Cependant il est nécessaire d'apporter de grandes précautions. Exemples d'accidents graves survenus par une dessicaton trop rapide. Il faut attaquer la maladie par portions peu étendues; on étend tous les soirs un peu de crème, ou un peu de beurre sur un petit point jusqu'à guérison de cette partie.

COUPEROSE

Cette maladie ne se peut guérir que quand le sujet est jeune, et que l'éruption est légère et récente. Suivant M. Royer, il faut un régime très peu animalisé et de l'exercice, saignée du pied, sangsues derrière les oreilles, aux tempes, aux ailes du nez, délayants à l'intérieur, lotion avec de l'eau de son, le lait tiède, l'émulsion d'amandes, l'eau de veau; ensuite lotions d'eau distillée de roses, de petite sauge, de lavande avec 1/10 ou 1/3 d'alcool, ou bien solution de 6 à 8 grains de sublimé dans 1 litre d'eau de roses, et une once d'eau de Cologne; eaux sulfureuses de Barèges, d'Aix, de Cauterets; douches de vapeurs aqueuses et bains de pieds pour fondre les tubercules; pommade : 1 once d'axonge et un scrupule de protochlorure ammoniacal de mercure : étudier l'état du canal digestif.

COUPURE

Nom vulgaire des petites plaies faites avec des instruments tranchants, tels que couteau, canif, rasoirs, etc. Ces lésions guérissent ordinairement en un jour ou deux, il suffit de laver la plaie avec de l'eau fraîche et d'en maintenir les bords rapprochés à l'aide d'un morceau de taffetas d'Angleterre ou de sparadrap; dans le cas où le sang coulerait encore, on appliquerait sur la plaie un peu de charpie, puis une petite compresse, et l'on exercerait au moyen d'une bande une compression modérée bien qu'assez forte pour empêcher l'écoulement du sang. Le persil haché que tant de personnes ont l'habitude d'employer pour obtenir la réunion immédiate des coupures, ne peut produire aucun effet, et les compresses d'eau salée qu'on emploie déterminent souvent une irritation qui devient une cause de suppuration.

DÉPURATIFS

Médicaments considérés comme efficaces pour enlever à la masse des humeurs les principes qui en altèrent la pureté.

DIABÈTE

Sécrétion trop abondante d'urine plus ou moins chargée d'une matière cristallisable et très souvent sucrée; sécheresse de la peau, soif ardente, fort appétit, forces abattues, affaiblissement des facultés morales, amaigrissement et consomption. Bien que cette maladie ne soit pas encore bien connue, il résulte des observations de plusieurs médecins, que le diabète est une affection chronique, qui résiste le plus souvent à tous les moyens employés pour la combattre. Les sujets lymphatiques et faibles de l'âge de 35 à 45 ans sont affectés de préférence par cette maladie; elle est susceptible de durer très longtemps, comme on peut en guérir en quelques mois. Le malade sera traité par des viandes, du bouillon, ou autres aliments azotés, du bon vin, et à l'exception de farineux et de mets sucrés; quelques médicaments diaphorétiques, vêtements de flanelle, frictions sur les lombes, des bains chauds à 29 degrés, des voyages ; les astringents : l'alun, le cachou, les préparations de quinquina ferrugineux, les eaux minérales de Bristol. etc.

DIAGNOSTIC

C'est l'opinion formée du médecin sur le caractère de la maladie d'un sujet, et la connaissance des signes pathognomoniques propres à chacune des différentes maladies en général.

DENTITION

Un enfant complet doit avoir vingt dents, un adolescent vingt-huit, une homme trente-deux. Cette pousse des dents est souvent chez l'enfant l'occasion d'accidents, dont, suivant M. Trousseau, l'importance a été exagérée. Quand la douleur est très vive, on frotte les gencives avec la solution d'extrait de belladone, les mâchoires avec la pommade, et on met dans le conduit auditif du coton imbibé dans la solution. M. Trousseau combat les convulsions par les bains, les laxatifs et de faibles doses de belladone et d'opium à l'intérieur ; il faut chercher à modérer la diarrhée, qui peut devenir un accident grave.

DENTITION DES ENFANTS

Si l'éruption des dents s'effectue quelquefois sans donner lieu à des troubles morbides, dans bien des cas elle produit de la rougeur, de la douleur, de la tuméfaction des gencives, de l'agitation, des plaintes, etc. Néanmoins on réserve le nom d'accidents de la dentition à ces insomnies, ces mouvements convulsifs, ces diarrhées ou constipations, vomissements, muguets, éruptions diverses, rougeurs dela peau (feux de dents), qui se manifestent d'autant plus que l'enfant est faible ou nerveux, en même temps que la dentition est plus en retard. Voici le traitement de ces divers accidents :

Il faut mettre dans les mains des enfants des hochets de racine de guimauve, leur donner des boissons gommeuses ou mucilagineuses, et les plonger de temps en temps dans un bain tiède; ces moyens conviennent dans tous les cas; lorsque surviennent des troubles du côté du cerveau, desspasmes, des mouvements convulsifs, de l'assoupissement, etc., il faut appliquer sur les extrémités des cataplasmes sinapisés, administrer des lavements, et même, dans les cas de constipation, un léger laxatif, tel que le sirop de fleurs de pêcher, ou celui de chicorée dans de l'eau. Ce traitement simple peut être employé par les parents avant l'arrivée du médecin, qu'il y ait ou non menace d'accidents ou convulsions. Si les accidents cérébraux augmentent, on applique une ou deux sangsues, suivant l'âge du sujet, à chaque oreille ou à chaque malléole interne. Y a-t-il au contraire des signes d'inflammation de l'estomac et des intestins? c'est à la diète, aux fomentations et cataplasmes sur le ventre, aux bains et aux boissons adoucissantes qu'il faut recourir ; on présentera plus souvent le sein aux nourrissons ; il ne faut pas oublier qu'une diarrhée légère doit être respectée, parce qu'elle détourne l'irritation du cerveau. Une diarrhée séreuse, qui ne s'accompagne pas de fièvre marquée, est également sans danger pendant la dentition, quand même on observe de l'amaigrissement, de la mollesse des chairs, ce qui est inévitable.

DYSSENTERIE

La dyssenterie est la maladie de l'automne : c'est sous l'influence du froid humide qu'elle se développe, comme à la suite des fruits verts dont on abuse dans cette saison, surtout des raisins.

Elle a son siége dans les gros intestins ; elle est souvent dangereuse ; les chaleurs excessives la causent aussi. Elle est contagieuse et il n'est jamais prudent d'aller sur le pot d'un dyssentérique sans le laver parfaitement.

On a dit que la dyssenterie était quelquefois causée par des insectes qu'on avalait.

La maladie s'annonce par quelques douleurs au ventre, des vents ; le malade veut aller à la selle, il y va avec peine et expulse avec effort quelques petites matières. Les besoins se rapprochent, les efforts arrivent, redoublent, il y a du sang dans les selles ou du mucus blanchâtre, filant ; le ténesme et les épreintes continuent, le malade est bientôt terrassé, anéanti par le mal.

Ici, doucement, prudence, le mal est dangereux, diète absolue d'abord ; le malade est-il fort, 10, 12, 15 sangsues sur le ventre, à l'anus ; quelques demi-lavements de lin, de mauve, de pariétaire ; cataplasme de lin ou mauve sur le ventre ; tisane de riz gommée : avez-vous affaire à un corps usé, chétif, vieux, ce que je viens d'indiquer plus haut à part les sangsues.

Tenez-vous à ce régime, à ces moyens, et le plus souvent en n'exaspérant pas la maladie par des moyens incendiaires, le malade guérit vite et à peu de frais.

EAUX ALCALINES

C'est principalement aux sels de soude, que les eaux les plus célèbres doivent leurs qualités alcalines, d'autres sont minéralisées par des carbonates de chaux et de magnésie, elles sont saturées de gaz acide carbonique. Les principales villes d'eaux, sont : Luxeuil (Haute-Saône), Plombières (Vosges), Saint-Nectaire (Puy-de-Dôme), etc.

Les eaux alcalines sont fondantes, on les emploie dans l'engorgement des viscères abdominaux. du foie, la gravelle, les gastralgies, le diabète et la goutte.

EAUX FERRUGINEUSES

Elles sont en grande partie froides et sans odeur, elles ont au goût une forte odeur de fer à l'état de carbonate ou sulfate.

Les villes principales d'eaux ferrugineuses sont Bagnères-de-Bigorre (Hautes-Pyrénées), Cransac (Aveyron).

Ces eaux sont fortifiantes dans la chlorose et l'anémie.

EAUX SULFUREUSES

L'évaporation de ces eaux donne une forte odeur d'œufs pourris, c'est à ce signe certain qu'on les reconnaît, elles contiennent du soufre à l'état de gaz sulfhydrique. Les principales sont : Aix-la-Chapelle, Luchon (Haute-Garonne), Baréges (Hautes-Pyrénées), Bonnes (Basses-Pyrénées), et Uriage (Isère).

On emploie ces eaux dans les maladies de peau, les diverses affections des voies respiratoires, les plaies, les anciennes blessures, les rhumatismes, les paralysies, les accidents syphilitiques.

EAUX DE VALS

Vals est situé dans le département de l'Ardèche dans des montagnes des plus pittoresques. Les eaux y ont plusieurs sources dont les principales sont : la Saint-Jean et la Marie, employées comme eaux de table, sans décomposer le vin ; la Chloé, ferrugineuse, qui alimente un établissement de bains, et la Dominique, qui contient des traces d'arsenic et réussit admirablement dans les fièvres intermittentes.

L'efficacité de ces eaux dans un grand nombre de cas est aujourd'hui hautement appréciée.

ÉPHELIDES

Taches de rousseur d'un jaune plus ou moins foncé, qui apparaissent sur la peau, principalement sur les parties exposées à l'air. Les sujets blonds ou roux, les femmes enceintes y sont particulièrement sujets. Ces taches disparaissent quelquefois, mais souvent elles résistent à tout traitement.

Eviter le grand air, le soleil, boire des tisanes amères, quelques purgatifs salins, frictions avec les pommades de borax, de concombre, sulfate de soude, magnésie, eau de Sedlitz, etc.

ÈPILEPSIE

La frayeur, la colère et les excès de toute nature, les passions vives, les lésions à la tête, sont les causes ordinaires de l'épilepsie. Cette maladie se déclare plus souvent à l'âge de puberté.

La prudence exige que, pendant un accès d'épilepsie, le malade soit couché, et éloigner de lui ce qui pourrait le blesser.

TRAITEMENT

Il y a peu de chose à faire pendant les attaques ; tous les soins se bornent en général à contenir le malade pour empêcher qu'il ne se heurte et se blesse. Cependant, lorsque la congestion cérébrale est très-violente, et menace de devenir funeste, il faut se hâter de pratiquer une saignée générale : ce moyen a diminué dans plusieurs cas la longueur des attaques et retardé le retour des suivantes. Avertir l'homme de l'art.

ESQUINANCIE

Voyez *Angine*.

ÉRYSIPÈLE

L'érysipèle est une maladie de la peau. Il est causé par la malpropreté, par un venin appliqué sur la peau, par un soleil ardent, par des coups, par des emplâtres irritants, par des gales ou dartres rentrées. L'érysipèle s'annonce par une légère démangeaison dans l'endroit qu'il doit occuper; bientôt il y a rougeur, douleur et chaleur; il y a aussi tension et parfois des vessies qui en dénotent la violence. Cette maladie change souvent de place et s'étend quelquefois sur la totalité d'un membre.

Le plus sage pour le guérir est de ne pas l'exaspérer par des moyens forts et irritants; contentez-vous d'y opposer une tisane légère de riz, d'orge; la diète, quelques lavements émolliens, et tout au plus quelques lotions légères de décoction de mauve ou de racine d'althéa. J'ai souvent et avec succès fait oindre légèrement avec un peu de graisse blanche.

S'il s'étendait trop, qu'il amenât la fièvre, alors quelques sangsues au-delà de ses limites.

L'érysipèle du visage est plus grave, et tant soit peu qu'il menace le cerveau, ce dont on juge par ses progrès en étendue, surtout par le gonflement de la figure et par quelques lueurs de délire, alors saignée au bras ou au pied; cataplasmes, sinapismes et sangsues aux tempes ou derrière les oreilles.

Il est une autre espèce d'érysipèle, appelé phlegmoneux, gangreneux ou charbonneux, qui attaque particulièrement les membres, qui passe à la gangrène et qui conduit assez souvent à la mort. J'en ai observé un grand nombre et j'ai réussi le plus souvent à les guérir en mettant de suite le malade à une diète rigoureuse, en appliquant, au-delà du siége du mal et à son contour, nombre de sangsues. J'y joignais lotion douce de mauves, tisane de riz, quelques lavements. Je n'use plus aujourd'hui des moyens perturbatifs, de ces vésicatoires irritants tant recommandés. Je fais la médecine douce, naturelle, et je m'en trouve bien.

(Le docteur Mazon.)

ENGELURES

Lorsque l'engelure est récente, d'un rouge vif, non ulcérée, M. Stœber enveloppe le membre d'un cataplasme de farine de graine de lin arrosé d'extrait de saturne. Au bout de 3 ou 4 nuits, les engelures sont souvent guéries. Si l'engelure est plus ancienne et menace de s'ulcérer, ce médecin enduit la partie affectée de teinture d'iode, ou d'un mélange à parties égales d'acide nitrique et d'eau de cannelle; une fois ulcérée, l'engelure se guérit difficilement. M. Stœber emploie avec succès le précipité rouge incorporé dans l'axonge.

ENTORSE

L'entorse, suivant M. Lisfranc, peut avoir lieu en dehors, en dedans, en avant, en arrière, suivant la position du membre lors de la chute; c'est une inflammation avec déchirure plus ou moins étendue des tissus qui entrent dans la composition de l'articulation. Il y a en outre froissement plus ou moins considérable de ces parties, et épanchement de liquide. N'est-il pas étonnant d'après cela qu'on donne le précepte de combattre cette affection par une médecine perturbatrice et incendiaire; aussi les plus graves accidents suivent-ils communément les entorses. Quand 15 à 24 heures se sont écoulées et que la fluxion inflammatoire est bien établie, il serait dangereux d'avoir recours aux réfrigérants, mais quand l'entorse est récente et légère, on peut plonger le pied dans un seau d'eau de puits qui sera renouvelée, car il faudra y laisser le membre au moins pendant six heures, ensuite repos absolu et évacuation sanguine. Pour peu que le sujet soit vigoureux, il faut faire de petites saignées révulsives qui favorisent l'absorption des liquides en même temps qu'elles combattent l'inflammation; plus tard enfin on a recours à la compression. L'entorse une fois guérie, il ne faut faire marcher les malades qu'autant que la marche n'augmente pas la douleur. Si, une entorse ayant été mal traitée, le malade marche avec peine, il ne faut pas mettre cela sur le compte de la faiblesse ; ce n'est qu'une inflammation chronique de l'articulation qu'on combat par le repos, quelques applications de sangsues et la compression. Quand les malades recommencent à marcher, il faut toujours maintenir l'articulation fortement comprimée.

FEBRIFUGE

Médicaments qui empêchent le retour des accès de fièvres intermittentes : le quinquina, le marronnier d'Inde, d'anis, de saule, la racine de benoite, les feuilles de houx, la serpentaire ; mais le quinquina est le plus efficace.

FLEURS BLANCHES

Ou flueurs blanches, affection remarquée particulièrement chez les femmes, qui y sont sujettes dans la période de la vie qui sépare l'enfance de de la jeunesse. C'est un écoulement très variable sous le rapport de la couleur, de la densité et de la quantité de fluide fourni. Cette affection survient au milieu de circonstances aussi nombreuses que diverses, elle provient soit d'un corps étranger, d'injections irritantes, de l'abus des plaisirs, de la grossesse ou d'un accouchement laborieux, de l'usage des chaufferettes, ou parfois elle est le le résultat sympathique d'une maladie de l'estomac, de la dentition chez les petites filles, ou d'affections morales chez les adultes, d'une suppression de règles, d'un lait trop brusquement arrêté, d'un vésicatoire ou d'un cautère inconsidérément supprimés.

Il importe beaucoup de distinguer ces différentes causes, que le médecin seul est apte à bien apprécier.

Les fleurs blanches constituent toujours une maladie longue, incommode, d'autant plus grave qu'elle est plus ancienne, l'âge plus ou moins avancé, le tempérament lymphatique; quelquefois, cette affection disparaît d'elle-même chez les jeunes filles au moment où elles se forment, chez d'autres, à l'époque du mariage ou à la première grossesse.

TRAITEMENT

On combat les fleurs blanches par des soins de propreté extrêmes, le repos, la diète modérée, les sangsues à l'anus, au vagin, à la vulve, au périnée, les lavements émollients, narcotiques, les injections avec décoction de guimauve, de pavot, de jusquiame, de morelle, etc.

GALE

Maladie essentiellement contagieuse, mais qui peut se développer spontanément, suivant M. Devergie. Il est difficile de dire si c'est l'acarus qui engendre la gale, ou la gale qui engendre l'acarus. Ce médecin a déposé plusieurs acarus sur la main de M. Gruby, sans pouvoir lui inoculer la gale, et on serait porté à croire, par la difficulté de la contagion au moyen de l'inoculation, que l'acarus est un produit de la gale. Quoi qu'il en soit, l'éruption est de trois sortes : la gale papuleuse ou canine, la gale vésiculaire ou aqueuse; la gale pustuleuse ou lymphatique. Quelle que soit l'espèce de boutons, on voit une ligne qui s'étend du centre à sa circonférence, et qui représente le conduit que suivrait l'acarus pour aller de la vésicule sous l'épiderme; c'est dans ce conduit qu'il faut l'aller chercher quand on veut l'observer.

La gale cause des démangeaisons qui ont lieu à tout moment de la journée et de la nuit; le malade en se grattant écorche les boutons, il s'en écoule de la sérosité et non du sang, ce qui la distingue du prurigo; cette éruption loge toujours en dedans des membres, et ce n'est que par extension qu'elle gagne le reste du corps; elle se complique souvent alors d'ichor, d'echtyma, de prurigo.

La gale ne se guérit jamais seule et sans l'emploi de moyens thérapeutiques, mais elle disparaît quelquefois sous l'influence de certaines maladies; souvent aussi elle reparaît plus tard sans qu'il y ait eu contagion. La gale papuleuse exige, suivant M. Devergie, des pommades moins actives que les deux autres, lorsque cette forme papuleuse existe depuis longtemps, et il y a quelque danger à supprimer brusquement une démangeaison devenue habituelle; il faut pendant le traitement recourir 2 ou 3 fois aux purgatifs.

L'acarus périt en 20 minutes dans le vinaigre ou l'alcool, en 12 minutes dans une solution de soufre, en 9 minutes dans l'essence de thérébentine, en 4 ou 6 minutes dans la solution concentrée d'iodure de potassium. Bon nombre de substances doivent donc guérir la gale, si cette maladie est produite par l'acarus. M. Devergie pense qu'il faut faire agir la médication sur toutes les parties du corps où il y a des boutons.

GASTRITE

Inflammation de la membrane muqueuse de l'estomac, causée par l'usage d'aliments altérés ou irritants, les excès de boissons spiritueuses ou glacées, l'introduction dans l'estomac de poisons âcres ou corrosifs, coups ou chutes sur cet organe. La gastrite s'annonce ordinairement par la chaleur, la soif, l'inappétence, la fièvre, l'insomnie. Bientôt, douleur vive à l'épigastre augmentant par la pression, bouche brûlante, langue rouge, sèche et jaunâtre, désir continuel de boissons fraîches et acides, des vomissements, des hoquets, des éructations et troubles divers de la respiration et de la circulation; le malade maigrit insensiblement et succombe à une fièvre lente, si on ne parvient à remédier au mal.

Dès que cette affection se manifeste, il faut y opposer un traitement énergique; la première condition de ce traitement, c'est la diète absolue; viennent ensuite quelquefois les saignées ou les sangsues, les cataplasmes émollients, des boissons mucilagineuses, comme la fleur de mauve; les vésicatoires sur la poitrine, des lavements à l'eau de son; si l'état chronique est arrivé, les eaux soit sulfureuses, soit ferrugineuses, prises à la source même ont donné parfois de bons résultats.

GOUTTE

Inflammation des parties fibreuses et ligamenteuses des petites articulations des pieds et des mains. Cette maladie est souvent héréditaire; alors elle peut se montrer dans la jeunesse. Elle attaque tous les tempéraments, toutes les constitutions, et plutôt les hommes que les femmes. Elle a pour cause : les excès de table, le défaut d'exercice, une vie molle et sédentaire.

Les signes précurseurs de l'invasion de la goutte sont : les troubles de la digestion, vomissements, selles bilieuses, engourdissements partiels, crampes dans la partie menacée. C'est ordinairement dans le milieu de la nuit, souvent même après quelques heures de sommeil sans trouble, qu'une douleur se fait sentir à l'articulation du gros orteil ; cette douleur est suivie de tremblements, de frissons, d'une impossibilité absolue de mouvement et de rien supporter qui la touche ; cet état dure de six à vingt-quatre heures, et se termine par une sueur vers la partie affectée. Cette attaque de goutte est suivie d'autres accès plus ou moins rapprochés les uns des autres ; l'enflure qui accompagne les douleurs devient plus volumineuse à chaque accès. Ce n'est pas dans les médicaments qu'il faut chercher les moyens de guérir la goutte. La véritable thérapeutique se trouve dans le régime, l'exercice, la diète végétale et l'eau ; ces moyens doivent être continués pendant toute la vie.

GRIPPE

La grippe apparaît à des époques variables, mais surtout lorsque l'atmosphère offre de brusques alternatives de froid et de chaleur. Les antiphlogistiques, les calmants sudorifiques, triomphent ordinairement de cette affection, qui le plus souvent est légère.

GOITRE

M. Guyon pense que le goître est causé non par le froid et l'humidité, mais par la privation des rayons du soleil. M. Boussaingot fait observer que les goîtres sont nombreux dans les Andes sur les points où le soleil pénètre facilement et où l'on éprouve une sécheresse extrême.

D'après la remarque de M. Pascal, certaines localités sont exemptes du goître qui est très-fréquent dans le voisinage, et il faudrait attribuer cette immunité à l'usage d'une eau ferrugineuse.

Quatre variétés admises par M. Larrey : 1° goître anévrismeux, dilatation anévrismale de l'artère thyroïdienne supérieure : saignée répétée de la veine jugulaire et ventouses mouchetées à la nuque, glace sur la tumeur et sublimé à l'intérieur, plus tard frictions sur la tumeur avec la pommade de Cyrillo : 2° goître parenchymateux : changement d'habitation, saignée de la jugulaire, vomitif, et sur la tumeur des sachets de sel ammoniac humecté de vinaigre ou d'eau salée, ensuite frictions avec l'onguent napolitain ou la pommade de Cyrillo, compression légère, petits moxas, régime des scrofuleux : 3° goître aérien : la tumeur disparaît en la comprimant, saignée de la jugulaire, glace et compression ; 4° goître lymphatique et squirrheux, engorgement des glandes du col : saignée de la jugulaire, frictions mercurielles, extirpation des glandes squirrheuses.

M. Glover a donné l'iodoforme avec succès à la dose de deux à trois grains.

HERNIE

La hernie est une grosseur plus ou moins volumineuse, molle, circonscrite, sans changement de couleur à la peau, sans douleur et augmentant par la toux, la position verticale et la marche. La hernie intestinale se reconnaît à son élasticité, au gargouillement qui se fait entendre quand on veut la faire rentrer. Une hernie abandonnée à elle-même expose à des conséquences fâcheuses. L'usage d'un bandage herniaire est nécessaire. Lorsque la hernie est réductible, c'est-à-dire lorsqu'elle peut facilement être remise, il faut une pelote convexe, et on se servira de bandages à pelotes concaves lorsque la hernie sera irréductible.

HOQUET

Contraction spasmodique et subite du diaphragme insignifiante et qu'on dissipe par quelques gorgées d'eau froide, par une surprise, ou en retenant la respiration; on en a vu cependant persister pendant plusieurs jours, et devenir une véritable maladie; on le combat alors à l'aide de boissons glacées et par l'application d'irritants très-actifs sur le creux de l'estomac.

HYSTÉRIE

Vapeurs, maux de nerfs, spasmes de l'utérus, passion hystérique. Névrose paraissant avoir son point de départ dans la matrice; c'est donc une maladie propre à la femme.

Placer la malade sur un lit la tête élevée, desserrer ou enlever tout ce qui gêne la respiration ou la circulation, donner de l'air, et faire respirer de l'éther ou en donner quelques gouttes dans de l'eau de fleurs d'oranger; s'il y a congestion cérébrale, saignée; s'il y a suppression des menstrues, saignée, sangsues à l'anus; s'il y a syncope, mort apparente, recourir aux excitants, ammoniaque, éther acétique.

HÉMATURIE

L'hématurie, ou pissement de sang, est une maladie peu fréquente. Elle reconnaît pour cause occasionnelles la cessation de l'évacuation périodique par les progrès de l'âge, la répercussion d'affections cutanées sur le système hémorrhoïdal, une constitution pléthorique, une vie sédentaire, l'équitation, l'usage des diurétiques âcres, l'affec tion organique des reins ou de la vessie, des chu tes, des graviers, des exercices violents, etc. Les symptômes de cette affection présentent des différences selon le siége ou la cause particulière de l'hémorrhagie. Leur durée est plus ou moins longue et leur traitement diffère peu des hémorrhagies en général. Ce dernier cependant est subordonné à la nature et à la cause de la maladie.

HÉMOPTISIE

Expectoration d'un sang fleuri et souvent écumeux avec toux. Stoll distingue quatre espèces d'hémoptysie par rapport au lieu d'où vient le sang : 1° celle du larynx ; 2° celle de la trachée artère ; 3° celle de la membrane qui couvre les bronches ; 4° celle qui vient de la substance des poumons. Dans les trois premières espèces, le sang est en petite quantité, fleuri et irrité avec le mucus ; dans la dernière il est copieux, fleuri, écumeux, et le crachement ne vient que par intervalles.

L'hémoptysie est en général une maladie très-dangereuse et qui se termine fréquemment par la phthisie pulmonaire. C'est un très-mauvais symptôme quand la toux devient sèche immédiatement après l'expectoration du sang.

Si la couleur des crachats qui suivent la toux est d'un jaune tirant sur le vert, c'est un signe qu'il préexistait une vomique. Plus la toux dure longtemps après le crachement de sang, plus on a à craindre qu'il ne se forme un abcès.

HEMORRHOIDES

Les hémorrhoïdes sont un écoulement de sang par l'anus. Quelquefois il y a en dedans de l'anus des tumeurs veineuses pleines de sang, et alors on dit que les hémorrhoïdes sont internes.

Les hémorrhoïdes sont souvent un bénéfice de nature et il serait très imprudent de chercher à les guérir. Ainsi, pendant le cours ou à la suite de maladies graves, un malade, tout-à-coup, est-il atteint d'hémorrhoïdes, doucement alors, la nature a trouvé une voie pour sauver le malade.

Les hommes de cabinet y sont très sujets, et chez eux c'est encore souvent un bienfait. Que d'attaques d'apoplexie, de paralysie, de manie, de folie sont arrivées par suite de leur suppression accidentelle ou provoquée! Les hommes gros, gras, replets, qui font peu d'exercice, en sont aussi atteints; mais toujours ce sont les mêmes causes qui les produisent et vous devez les respecter. Conseillez alors l'exercice, un régime doux, modéré.

Si les hémorrohïdes toutefois vous font trop souffrir, voici les meilleurs moyens, non pour les guérir, je me garderai bien de vous les indiquer, mais pour vous les rendre supportables. Exercice souvent répété, régime doux, moins manger, abstinence de choses fortes, épicées, comme aussi de grosse viande, surtout noire, gibier, vins, café, liqueurs; couchez sur un lit dur, ôtez vos matelas de laine, de plumes, d'édredon; joignez à cela une tisane douce de riz, d'orge et quelques lavements, car souvent les hémorrhoïdes viennent de la constipation.

HYDROPISIE

L'hydropisie est une enflure contre nature de tout le corps, résultant d'une accumulation de sérosité là ou il ne devrait pas y en avoir.

Le malade prendra autant d'exercice, soit à cheval, soit en voiture, que ses forces pourront le lui permettre; la promenade, les courses, même les sauts, conviendront également, pourvu qu'il puisse les exécuter sans douleur, et qu'il n'y ait aucun symptôme d'inflammation.

On a souvent vu des personnes se guérir de

cette maladie par de longs voyages, après avoir tenté en vain tous les remèdes

Les amusements sont encore d'un grand secours dans cette maladie, qui est souvent due à la vie sédentaire, jointe à une disposition à la mélancolie. En conséquence, la danse, les ris, les chants, etc., tout ce qui peut contribuer à augmenter la circulation, à récréer les esprits, doit être d'un bon effet.

Le malade s'abstiendra autant qu'il lui sera possible de toute boisson, surtout de liqueurs aqueuses. On lui donnera, pour lui étancher la soif, des gorgées de petit lait fait avec de la moutarde ou avec des acides, tels que le suc de citron, d'orange, d'oseille, etc.

Les aliments seront secs, de nature échauffante et diurétique: tels sont le pain rôti, la chair rôtie du gibier ou de tout autre animal sauvage; les végétaux seront aromatiques et stimulants, tels sont l'ail, la moutarde, les oignons, le cresson, le raifort sauvage, les rocamboles, les échalottes, etc.

On a vu, dit M. Brahan, de qui nous empruntons ce qui précède, des malades se guérir d'hydropisie par une abstinence parfaite de tout liquide.

HYDROPISIE DE POITRINE

Cette maladie a, pour l'ordinaire, une marche très-lente, et chez certains malades, surtout chez les vieillards, les progrès sont si peu sensibles, et les symptômes qui la caractérisent si peu certains, que souvent on ne la reconnaît qu'à l'ouverture des cadavres.

Ce n'est, en général, que sur le concours de plusieurs symptômes, qu'on peut conjecturer qu'il y a de l'eau dans la poitrine. Le premier de ces symptômes est une respiration difficile et fréquente, beaucoup plus laborieuse dans une situation horizontale. Elle l'est plus la nuit que le jour, surtout au premier sommeil, qu'elle interrompt très désagréablement : plusieurs malades sont même obligés de renoncer à leur lit, ne pouvant respirer que sur leur séant et penchés en devant. Les autres symptômes sont un sentiment de pesanteur au diaphragme, avec une douleur au creux de l'estomac, et quelquefois à l'épaule et au bas du côté affecté : la toux plus souvent sèche qu'humide. Quelques-uns, dans les derniers temps, crachent du sang, comme dans la fluxion de poitrine, tandis que d'autres ne crachent ni ne toussent.

Mais rien ne caractérise mieux l'hydropisie de poitrine que la fluctuation des eaux que quelques malades sentent et entendent. On peut même, en approchant l'oreille de leur poitrine, distinguer une sorte de gargouillement que l'agitation rend plus ou moins sensible. Ils éprouvent encore, pour l'ordinaire, de la difficulté à se coucher sur le côté affecté. Les personnes d'une constitution faible, les vieillards. les asthmatitiques, etc., y sont les plus sujets. On a vu plusieurs malades, autant qu'on peut en juger, vivre plusieurs années avec de l'eau dans la poitrine.

Néanmoins l'hydropisie, de quelque nature qu'elle soit, est une maladie des plus difficiles à guérir. Nous conseillons donc d'appeler un médecin dès qu'elle est caractérisée.

INDIGESTION

Le traitement est fort simple : s'il y a pesanteur de l'estomac, ballonnement du ventre, il faut prendre une faible quantité de liqueur spiritueuse, rhum, eau-de-vie, etc., ou une légère infusion de thé, de camomille, de tilleul, etc., sucrée avec quelques gouttes d'eau de fleurs d'oranger. Si les vomissements surviennent, il faut les aider en avalant de l'eau tiède, enfin si le malade reste longtemps avec du malaise, pesanteur de tête, et envie de vomir, il faut provoquer le vomissement, en titillant la luette avec une barbe de plume, ou alors faire prendre de cinq à dix centigrammes d'émétique.

JAUNISSE

Cette maladie se reconnaît d'abord au blanc des yeux qui se teint insensiblement en jaune. On voit ensuite toute la peau prendre cette teinte. Les urines sont d'une couleur de safran et teignent le linge en jaune.

La cause immédiate de la jaunisse est un engorgement de la bile dans ses propres couloirs. Les causes accidentelles et éloignées sont la morsure d'animaux venimeux comme la vipère, etc., la colique bilieuse ou hystérique, etc.

Les passions violentes, telles que le chagrin, la colère, etc., les purgatifs, les vomitifs forts, etc., peuvent l'occasionner.

Quelquefois elle est produite par des fièvres intermittentes opiniâtres, surtout par la fièvre *quarte*, ou par des remèdes astringents donnés mal à propos pour arrêter trop promptement ces fièvres.

La jaunisse, dit M. Duplaniel, n'est quelquefois qu'une cachexie dégénérée, sans qu'il y ait aucun vice au foie.

Le malade se plaint d'abord d'une lassitude considérable, il a de la répugnance pour toute espèce d'exercice. Sa peau est sèche, il éprouve ordinairement une espèce de démangeaison ou de douleur comme serait celle de piqûres d'épingle sur tout le corps. Sa respiration est difficile. Le malade se plaint d'un poids extraordinaire sur la poitrine.

Il éprouve de la chaleur dans les narines, un goût d'amertume dans la bouche, un dégoût pour les aliments et des faiblesses d'estomac. Il vomit, il rend des vents, et quelquefois tous les objets qu'il regarde lui paraissent jaunes.

Si le malade est jeune, et si la maladie n'est compliquée d'aucune autre, elle est rarement dangereuse ; mais elle est ordinairement fatale aux vieillards chez qui elle dure longtemps, ayant des retours fréquents et étant accompagnée d'hydropisie ou d'hypochondrie. La jaunisse noire est plus dangereuse que celle qui est simplement jaune.

Dans cette maladie, la *diète* doit être légère, rafraîchissante et délayante. Pour aliments, on donnera *des fruits bien mûrs et des végétaux adoucissants*, tels que les *pommes cuites*, les *épinards bouillis*, etc., *du bouillon de veau ou de poulet*, avec du pain léger.

La boisson sera *du lait de beurre, du petit lait edulcoré avec le miel ou des décoctions de plantes adoucissantes*.

LAXATIFS

Médicament qui détermine la purgation sans irriter l'intestin ; le miel, les pruneaux, le bouillon aux herbes, la mauve, la casse, le tamarin, l'huile de ricin, etc.

LOUPE

Tumeur circonscrite, molle, sans douleur, sans chaleur, sans changement de couleur, à la peau, plus ou moins volumineuse, de forme variable.

Les moyens de guérison sont les résolutifs et la compression, la suppuration, l'incision, l'écra sement, l'injection, la cautérisation, la ligature, l'extirpation et l'amputation ; le choix de ces moyens est relatif à la nature de la loupe, à son volume, à sa figure et à sa situation.

MÉNINGITE TUBERCULEUSE

La méningite tuberculeuse est, en général, une maladie de l'enfance : elle a presque toujours des phénomènes précurseurs ; elle est ordinairement caractérisée pendant la vie par de la céphalalgie, de la fièvre, de la constipation et des vomissements auxquels succèdent de la somnolence, des cris plaintifs, du délire, des convulsions et du coma, et après la mort, par la présence d'un nombre plus ou moins considérable de granulations tuberculeuses dans la pie-mère et le tissu cellulo-vasculaire qui unit cette membrane à l'arachnoïde viscérale et au cerveau. Ce n'est que dans ces cas extrêmement rares qu'on n'a pas trouvé à l'autopsie cette dernière lésion pathologique. Pendant la durée de cette maladie, beaucoup d'autres symptômes peuvent s'ajouter à ceux qui sont énumérés dans cette sorte de définition, ou bien quelques-uns de ceux-ci peuvent manquer complétement ; de même on rencontre très-souvent à l'autopsie, outre les tubercules méningés, plusieurs autres altérations pathologiques. On ne peut donc guérir la méningite tuberculeuse sans débarrasser la pie-mère du produit accidentel qui irrite continuellement cette membrane, car autrement la cause du mal n'étant pas détruite, la maladie fait d'incessants progrès et se termine inévitablement par la mort.

Pour trouver un remède capable de faire disparaître les granulations des méninges, il est utile de savoir quelle est la cause productrice des granulations. Si elles sont essentiellement inflammatoires, les antiphlogistiques sous toutes les formes, saignées générales et locales, bains, affusions froides, diète, purgatifs, révulsifs cutanés, etc., devront être mis en usage ; si, au contraire, ces productions morbides semblent être le résultat de certains vices internes, tels que le vice scrofuleux ou autres, il est rationnel d'employer pour les combattre les remèdes regardés comme les spécifiques de ces vices de l'économie.

Le problème se réduit donc à connaître la cause qui fait naître les granulations des méninges, et à tenir compte de cette cause dans le traitement que l'on dirige contre ces produits morbides.

Je crois avoir été le premier qui ai fait prendre l'iodure à l'intérieur dans le but de détruire les granulations de la pie-mère et de guérir la méningite tuberculeuse. Je fais dissoudre *cinq grammes d'iodure de potassium dans soixante grammes d'eau distillée*; de cette façon chaque cuillerée à café de cette solution contient près de trente centigrammes du médicament. *Je fais prendre toutes les trois, quatre ou cinq heures,* suivant la gravité du mal et la force du sujet, *une cuillerée à café de cette solution* mêlée *à une demi-tasse de tilleul ou à un peu d'eau sucrée.* Le malade avale ainsi de *quatre à huit cuillerées de la solution dans les vingt-quatre heures,* c'est-à-dire d'un à deux grammes et demi d'iodure de potassium par jour.

PANARIS

Toute inflammation sous la peau et ayant son siége dans la paume de la main ou aux doigts s'appelle panaris. Les causes de ce mal sont : la piqûre d'une épine ou d'une aiguille, la compression des mains par des corps durs continuée quelque temps, etc. Ce mal est facile à connaître. Il y a d'abord démangeaison légère, augmentant petit à petit, et devenant douleur rapidement cruelle et intolérable. y a rougeur, chaleur vive, gonflement, mais quelquefois peu considérable, par la nature épaisse et dure des parties. Bientôt la douleur se propage au poignet, le long du bras, à l'aisselle, et les glandes de cette dernière partie se tuméfient, s'engorgent; le malade ne dort plus, il souffre horriblement; le mal poursuit ses progrès destructeurs; la main s'empâte, le pus est déjà formé, il fuse le long des intervalles musculaires et la carie des os est souvent la punition de la négligence des malades à réclamer les secours de l'art.

Cette maladie est si douloureuse, qu'on a vu des personnes se faire sauter le doigt malade d'un coup de hache. C'est cependant un mal que l'art guérit de suite, promptement, sûrement. Le chirurgien vous ouvrira ce panaris, et surtout dans le principe et avant que le pus soit formé. Car rappelez-vous qu'il se forme très vite, et si vous voulez reprendre promptement vos travaux, l'usage de votre main, faites inciser le panaris aussitôt qu'il n'y a plus de doute que vous avez affaire à lui. De simples cataplasmes de lin, de mauve, de mie de pain blanc terminent la cure; mais, je le répète, vous serez très rapidement guéri si vous vous y prenez de bonne heure. Chez ceux qui ont la peau fine, douce, il suffit souvent d'appliquer de simples cataplasmes de farine de lin; mais si vous n'en éprouvez pas de prompts effets, vite l'incision.

Il est une autre espèce de panaris, qui vient quelquefois près de l'ongle et au-dessus; on l'appelle tourniole. Celui-là n'est rien; un peu de cérat, un peu de pomme cuite le guérit.

On voit beaucoup de gens estropiés par des panaris, pour avoir négligé la maladie et avoir écouté les commères.

PLEURÉSIE (ou inflammation de la plèvre)

Cette maladie est aiguë ou chronique. Les symptômes de l'état aigu sont : douleurs pongitives dans un des côtés de la poitrine, augmentant durant l'inspiration, par les efforts de la toux et par la pression; respiration difficile, il y a impossibilité de se tenir couché sur le côté douloureux, le pouls est fébrile, tantôt dur et développé, tantôt petit et concentré. Cette maladie dure de quinze à vingt jours; elle se termine, soit par résolution, soit par épanchement de sérosité. A l'état chronique, la pleurésie peut s'établir lentement ou succéder à l'état aigu de la même affection ; elle est caractérisée par des douleurs vagues dans la poitrine, une petite toux sèche, de l'oppression par intervalle, des frissons, des mouvements fébriles irréguliers, avec dureté de pouls, et se termine souvent par la phthisie pulmonaire.

Le docteur Bossu dit qu'aucune maladie ne réclame plus impérieusement la saignée que la pleurésie aiguë.

On doit saigner une, deux, trois fois même, dans les 24 heures, les sujets jeunes et robustes, dont le pouls est plein, dur et fréquent : le lendemain on recommence, si cela est nécessaire. Lorsque la période aiguë est passée, que la fièvre est tombée, il convient d'activer les sécrétions. On a recours aux diurétiques, digitale en poudre ou en infusion, chiendent nitré, acétate de potasse, et aux purgatifs (calomel et eau de Sedlitz). Dans la pleurésie chronique, il est rarement nécessaire de tirer du sang, c'est aux exutoires sur la poitrine, vésicatoires, moxas, aux diurétiques et aux purgatifs qu'il faut recourir; soutenir le malade par une alimentation légère et dans des conditions hygiéniques convenables.

PIQURE DE LA VIPÈRE

La vipère est le seul des reptiles de notre pays dont la morsure soit venimeuse et dangereuse, tous les autres ne le sont pas.

Symptômes : outre la douleur qu'on ressent dans la partie blessée, il y survient une enflure qui s'étend de plus en plus ; l'endroit de la piqûre forme un cercle rouge, dont le tour est pâle et livide, toute la partie est engourdie et il suinte de la plaie une sanie purulente en même temps que le venin pénètre dans les vaisseaux ; tout le corps enfle, et il survient une jaunisse universelle ; le malade éprouve des anxiétés, un resserrement de l'estomac, une douleur vive et intolérable à la région ombilicale, des nausées, des vomissements bilieux et si l'on n'apporte pas un remède à son état, son pouls devient vif, petit, intermittent, sa raison se trouble, il a des vertiges, des palpitations, du délire, enfin des défaillances et des sueurs froides qui sont suivies de la mort. Quelque graves que soient ces symptômes, et quoique ce poison soit très dangereux, il n'est pas impossible de sauver la personne blessée, pourvu qu'on la secoure promptement.

TRAITEMENT

Il faut d'abord scarifier légèrement l'endroit de la blessure, y faire des fomentations avec l'alcali volatil, soit seul, soit étendu dans un peu de vin ; on fait avaler cinq ou six gouttes d'alcali mêlé de vin ou de bouillon ; on fait coucher le blessé et on répète plus ou moins souvent la même dose, jusqu'à ce que le sujet sue copieusement; en 24 heures la personne est guérie ; il ne lui reste plus qu'un peu de faiblesse.

POISONS

ACIDES MINÉRAUX

Ces poisons sont tellement corrosifs, qu'une très petite quantité est un poison des plus violents. Ils sont au nombre de trois : l'acide vitriolique, qui est le plus puissant et le plus vif de tous ; l'acide de sel marin et l'acide nitreux, connu sous le nom d'eau-forte. Comme ce dernier est employé dans les arts, c'est celui dont il résulte plutôt des accidents.

SYMPTOMES

Si quelqu'un a avalé une certaine quantité d'eau-forte, il sent d'abord une chaleur et un feu des plus vifs le long de l'œsophage et dans l'estomac ; à ce feu, qui va toujours en augmentant, se joignent des anxiétés, des nausées auxquelles succèdent des vomissements d'une abondante mucosité, mêlée avec une partie de l'acide qui a été avalée ; enfin, il survient des tremblements, des mouvements convulsifs violents, les yeux semblent sortir de leurs orbites, le malade délire, il a des faiblesses, des sueurs froides, et meurt.

S'il y a peu de temps que le malade a avalé l'eau-forte, s'il a des envies de vomir et qu'il y ait lieu de croire que le poison soit encore dans l'estomac, on aidera le vomissement en donnant à boire de l'eau tiède avec de l'huile ou mêlée avec du beurre, et si cela ne suffit pas pour le faire vomir, on chatouillera le gosier avec la barbe d'une plume ; mais s'il y a déjà du temps que le poison ait été avalé, on fera prendre amplement, soit du bouillon très gras, soit de l'eau chaude bien chargée de beurre, soit des émulsions, soit une forte décoction de graine de lin ou une dissolution de gomme arabique chargée de quelques absorbants, tels que la poudre d'yeux d'écrevisses, la magnésie calcinée, ou dans lesquelles on dissoudra du savon médical ou amygdalin, en même temps qu'on donnera au malade des lavements émollients bien chargés d'huile ou de beurre; enfin on finira par le lait, dont on lui fera user pendant longtemps et en quantité.

ARSENIC

Cette substance métallique et saline, dont les effets malheureux sont si connus, est un poison très actif, qui à l'extérieur fait l'effet d'un caustique, et qu'on ne doit guère employer extérieurement et encore moins à l'intérieur.

SYMPTOMES

Quand une personne a pris de l'arsenic, elle sent d'abord un froid qui se répand partout son corps et surtout aux extrémités; à ce froid succède une chaleur intolérable dans le gosier et l'œsophage et l'estomac, un abattement, des défaillances et des vomissements. Ensuite la fièvre s'allume avec des mouvements convulsifs, puis viennent la paralysie de différents membres, de violentes tranchées, et enfin des sueurs froides qui sont suivies de la mort.

TRAITEMENT

Il est à peu près le même que pour les poisons acides; ainsi lorque le médecin arrive assez tôt, et que l'arsenic est encore dans l'estomac, il tâchera d'exciter le vomissement pour le faire rejeter, sans pour cela employer l'émétique, au moyen de l'eau tiède, des bouillons gras et décoctions mucilagineuses auxquels on joindra quelques grains de foie de soufre, si on en a sous la main.

SUBLIME CORROSIF

Le sublimé corrosif, ce sel métallique composé d'acide marin et de mercure, est le plus violent des poisons tirés des minéraux; aussitôt qu'une personne en a pris une dose même légère, son gosier et son estomac s'enflamment et il s'allume une fièvre vive, les douleurs qu'elle ressent sont inexprimables, elle éprouve des hoquets, des nausées, des vomissements ; la gangrène s'empare des viscères et elle périt au milieu des plus affreux tourments.

L'empoisonnement par le sublimé corrosif ne souffre aucun traitement, à moins que la dose absorbée ne soit infiniment légère; dans ce cas on pourra employer des boissons mucilagineuses et les bouillons gras en grande quantité, remèdes faciles et qu'on peut toujours se procurer; on finira par faire prendre du lait, qui est le meilleur antidote du sublimé corrosif, pourvu qu'on en continue longtemps l'usage.

DE L'EMPOISONNEMENT PAR LES CHAMPIGNONS

Parmi les nombreuses familles des champignons, nous n'en connaissons que trois sortes qui ne soient pas dangereux : celui qui vient sur des couches, le mousseron et l'oronge, et encore sont-ils d'une digestion difficile quand on en prend une grande quantité.

Toutes les autres espèces de champignons sont plus ou moins virulentes et vénéneuses, et il n'y a guère d'années où il n'arrive des accidents dus à l'imprudence des personnes qui en ont mangé. Au bout de quelques heures ces personnes sont tourmentées d'un feu dans la gorge et d'une grande altération; ensuite surviennent les nausées et quelques vomissements qui n'amènent presque rien; à ces premiers symptômes succèdent la fièvre, les anxiétés, les suffocations, la douleur et la tension de tout le ventre. Il s'y joint des tranchées, de la diarrhée, de la dyssenterie; pour lors le pouls devient intermittent; le hoqnet, les convulsions, le tremblement, et enfin les sueurs froides et le délire annoncent la gangrène des viscères et sont le prélude de la mort.

Le traitement de cet accident est peu différent selon qu'on l'entreprend plus tôt ou plus tard. Le plus prompt et le plus sûr remède est l'émétique qui fait rendre le poison avant qu'il ait le temps d'affecter l'estomac : il faut alors éviter au contraire la thériaque et les élixirs chauds qui augmenteraient la chaleur de l'inflammation; on donnera toutes les deux heures des lavements avec des plantes émollientes et beaucoup de beurre et d'huile; après le vomissement on fera boire une ample décoction de racines de guimauve, de nénufar ou de graine de lin; on donnera de l'huile d'amandes douces, des émulsions et enfin on finira par l'oxycrat, la limonade, le sirop de verjus et les différents acides qui sont les antidotes et les véritables spécifiques des poisons que fournit le règne végétal.

Mais s'il y a déjà longtemps que le malade ait pris le champignon, et si les accidents annoncent déjà un commencement d'inflammation de l'estomac, il faut bien se garder de donner l'émétique ; on s'en tiendra aux boissons émollientes, aux lavements émollients, aux bains et aux demi-bains qui préviennent le pissement de sang, suite assez ordinaire de cet état, et enfin le plus sûr et principal remède est l'usage des acides, qui achèvent ordinairement la guérison, si toutefois le malade n'est pas dans un état désespéré.

DE L'EMPOISONNEMENT PAR LES CANTHARIDES

La cantharide est d'un fréquent usage en médecine, employée à l'extérieur, mais prise à l'intérieur elle devient un poison.

SYMPTOMES

Les urines deviennent âcres et mordicantes ; on sent dans les reins un feu, et une douleur vive dans la vessie et dans les voies urinaires. Les urines ne se rendent qu'avec peine et douleur ; elles sont rouges, brûlantes, enflammées, souvent sanguinolentes, et si la dose de cantharide a été considérable, l'inflammation gagne peu à peu depuis la vessie, le long des uretères jusqu'aux reins, et le malade périt au milieu des plus cruels tourments.

Lorsque le sang coule abondamment avec les urines et que le malade tombe en faiblesse, le mal est incurable ; mais si les douleurs sont légères, on peut espérer la guérison.

TRAITEMENT

Il faut saigner le malade et lui faire boire abondamment une décoction émolliente de racines de guimauve, d'orge ou de racine de nénufar ; mais le mieux est une décoction de graine de lin, soit seule, soit dans laquelle on fait dissoudre un peu de gomme arabique ; on fait boire au malade une grande quantité de cette tisane ; deux bains tièdes par jour et sur le ventre des fomentations de racines et d'herbes émollientes, et lavements.

DE L'OPIUM

Bien que l'opium soit un remède employé avec succès dans un grand nombre de maladies, ce remède pris à trop forte dose est un véritable poison.

SYMPTOMES

Une personne dans cette situation est prise de gaîté, elle rit et fatigue par son verbiage, comme un homme en état d'ivresse, elle perd la raison et tombe dans un sommeil profond. Pendant l'assoupissement, son pouls est plein, élevé, puis quelquefois intermittent ; la peau est plus chaude que dans l'état naturel, son visage est rouge, les lèvres sont gonflées, les mâchoires se relâchent ; il s'y joint le priapisme et parfois même l'éjaculation de l'humeur spermatique, les yeux semblent sortir de leur orbite, la prunelle se dilate, la cornée s'affaisse, la respiration devient plus difficile ; des convulsions, des hoquets, des nausées, des vomissements ; l'urine s'échappe goutte à goutte, les défaillances et les sueurs froides annoncent la mort qui ne tarde pas à arriver.

TRAITEMENT

Si l'accident est récent, faire vomir pour rejeter l'opium qui est dans l'estomac, avec de l'émétique. Si l'absorption de l'opium était plus ancienne, il ne faudrait pas prescrire l'émétique, mais il faudrait agir au moyen des acides, à assez fortes doses : l'oxycrat, les sucs de verjus, de limon, d'oranges aigres et même quelques gouttes d'esprit de vitriol étendu d'eau, sont les antidotes de l'empoisonnement par l'opium.

Il y aussi une plante nommée le stramonium ou pomme épineuse, qui exhale une odeur forte et virulente, qui rend la tête lourde, pesante et qui provoque au sommeil. Si on la respire un peu de temps, ce sommeil est léthargique ; prise à l'intérieur, c'est un violent poison, principalement le grain et le fruit. La tête devient lourde, les yeux se ferment involontairement, on sent un bruissement dans les oreilles; bientôt surviennent des anxiétés, des nausées, des vomissements, et enfin des sueurs froides et des syncopes qui sont suivies de la mort. Il provoque quelquefois la fureur chez les tempéraments vigoureux.

Le traitement de cet empoisonnement est à peu près le même que pour l'opium, en évitant surtout la saignée.

Les différentes espèces de morelles et solanées ne sont guère moins dangereuses et produisent à peu près les mêmes effets que le stramonium. Le traitement ne diffère en rien, néanmoins on peut employer la saignée.

Le laurier cerise ou laurier amande est encore une plante vénéneuse. Cette plante est quelquefois introduite dans le lait pour lui donner un goût d'amande, mais ce n'est que par le produit distillé de cette plante que l'accident arrive. L'antidote de ce poison est l'alcali volatil fluor, on agit par la respiration et en frottant les tempes du malade, en lui en faisant avaler quelques gouttes mélangées d'eau.

PNEUMONIE OU FLUXION DE POITRINE

Inflammation du parenchyme du poumon. Cette maladie se déclare de préférence au printemps et à l'automne. Frissons, suivis de chaleur, pouls fréquemment dur, sentiment d'ardeur dans la poitrine, douleur profonde, pongitive, difficulté de respirer, toux, expectoration de matières muqueuses toujours, souvent sanguignolentes, vive rougeur de la pommette du côté du poumon affecté.

TRAITEMENT

Il n'est point de maladie dans laquelle l'expérience se soit prononcée d'une manière plus formelle pour la saignée que dans la fluxion de poitrine. Légère, deux saignées peuvent l'arrêter; violente, les crachats fortement tachés de sang, on est obligé de recourir à la saignée et aux boissons émollientes; si la maladie ne cède pas, on recourt à l'emploi de l'émétique à haute dose.

RAGE OU HYDROPHOBIE

SYMPTOMES

Douleur vive dans la partie mordue; violent mal de tête avec excitation des facultés intellectuelles, des désordres dans les fonctions digestives, soif brûlante et en même temps une invincible aversion de tous les liquides, une extrême constriction à la gorge, une bave écumeuse.

Le malade succombe ordinairement le cinquième jour.

MÉDICATION

Si vous êtes mordu par un animal que vous supposez être enragé, lavez tout de suite la place avec de l'eau simple ou de l'urine si vous n'avez pas autre chose. Appliquez quelques ventouses pour la faire bien saigner, et cautérisez ensuite avec un fer rouge et de l'acide sulfurique; le beurre d'antimoine est encore ce qu'il y a de meilleur.

ROUGEOLE

A tout âge, on peut avoir la rougeole, mais l'enfance cependant y est plus disposée. Cette maladie est épidémique et contagieuse, et n'attaque qu'une fois dans la vie. La rougeole exige les plus grands soins pendant tout le traitement. Elle conduit souvent au marasme, en laissant dans les poumons des foyers funestes. L'humidité, le froid paraissent la produire. Elle s'annonce quelques jours d'avance par la fièvre, la chaleur, un rhume de cerveau, l'éternuement, toux. Au bout de trois ou quatre ou cinq jours, il se montre au visage, au cou, sur la poitrine, de petites taches rouges comme des piqûres de puce. Ces taches augmentent trois ou quatre jours, puis diminuent, et vers le neuvième jour l'éruption s'en va en écaille. Toutefois la toux et l'oppression continuent.

Dans cette maladie, à laquelle vous opposerez une température douce, ni trop chaude ni trop froide, des tisanes adoucissantes, la diète, ou une nourriture très-légère, vous prêterez une attention minutieuse à la poitrine; car là est le danger : une fluxion de poitrine ou une pleurésie s'ensuivent souvent. Si on s'aperçoit qu'il y ait du sang dans l'expectoration, que la respiration soit très-difficile, on appliquera quelques sangsues sur la poitrine, et surtout sur le point douloureux s'il en existait un. On insistera longtemps sur un régime doux; et si la poitrine, après la maladie, paraissait prise violemment, ce qu'on reconnaît à la toux forte, opiniâtre et à une grande oppression, alors vésicatoires aux jambes, régime lacté, un purgatif.

RUBÉFIANT

Qui détermine la rubéfaction de la peau, tels que sont les emplâtres de poix de Bourgogne, les sinapismes, les frictions et la chaleur.

SCORBUT

Maladie qui affecte particulièrement les marins, surtout dans les voyages de long cours; elle est caractérisée par un état général d'engourdissement et de débilité, des taches livides répandues sur différentes parties du corps, et surtout par la rougeur, la mollesse et la tuméfaction des gencives, la fétidité de l'haleine, avec disposition aux hémorrhagies passives et aux ulcérations fongueuses.

Le défaut de propreté, une température froide et humide, la disette, l'usage d'aliments peu nourrissants, des fatigues excessives, ou un repos prolongé, des affections morales tristes sont en général les causes de cette maladie.

Le traitement de cette affection se trouve presque entièrement dans l'hygiène : 1° la propreté, habitation dans les lieux secs et éclairés par les rayons solaires, l'usage des aliments de bonne qualité, le bon vin, un exercice modéré, des affections morales agréables.

SCARLATINE

Fièvre éruptive, contagieuse et souvent épidémique, caractérisée par des taches d'un rouge écarlate; la maladie est précédée d'une chaleur vive à la peau, la face est rouge, la tête extrêmement douloureuse, le malade se plaint d'un mal de gorge qui s'étend parfois jusqu'aux oreilles; il a des nausées et même des vomissements, la fièvre est plus forte que dans la rougeole, le délire, les convulsions; l'éruption se montre au bout de vingt-quatre heures; ces taches paraissent d'abord au cou, à la face, elles se réunissent, forment de larges surfaces qu'on dirait lavées avec du jus de framboise, puis au bout de quelques jours, cette teinte pâlit, disparaît et la peau se débarrasse de son épiderme par larges écailles.

Le traitement est le même que pour la rougeole.

SCAMMONEE

C'est un purgatif diurétique, son insipidité le rend précieux pour la thérapeutique des enfants; la dose en poudre est de dix centigrammes et, en bois ou pilule, d'un gramme.

SPECIFIQUE

Médicament qui exerce une action spéciale sur un organe ou sur une maladie, qui en prévient ou en annihile le développement. Le quinquina, le soufre, le mercure, l'iode, la digitale, etc.

SINAPISME

Topique, dont la moutarde fait la base, qu'on applique sous forme de cataplasme, pour déterminer la rubéfaction ; on le prépare, en délayant de la farine de moutarde avec de l'eau chaude.

SEVRAGE

Pour arriver à sevrer les enfants avec méthode et facilité, il faut les accoutumer dès le sixième ou septième mois à prendre de temps en temps des aliments légers et de facile digestion ; ce sera le moyen de soulager la mère et d'amener petit à petit l'enfant à prendre des aliments plus solides; quand la dentition se termine et que les enfants sont en santé, à l'âge de quinze à vingt mois, on peut les sevrer, mais de telle sorte, que le lait soit leur principale nourriture; au reste la force de l'enfant, l'accroissement de ses dents, et l'abondance du lait maternel, doivent déterminer l'instant où il faudra le sevrer; on observera qu'on doit prendre les précautions nécessaires pour que l'enfant et la mère ne soient pas incommodés du changement de régime.

SERPENTAIRE

Ses racines possèdent une propriété stimulante, tonique et un peu sudorifique, on les prescrit dans les fièvres typhoïdes ou les affections gangréneuses. La dose en infusion est de 12 à 25 grammes par litre d'eau.

SEMEN-CONTRA

C'est un vermifuge puissant employé contre les ascarides vermiculaires et les lombrics; la dose est 2 à 4 grammes dans 1/2 litre d'eau.

SUREAU

L'écorce intérieure du sureau est purgative ainsi que ses feuilles; les baies sont diurétiques et les fleurs prises en infusion sudorifique; cette infusion est employée généralement à l'extérieur, en fumigation, dans le coryza, les ophtalmies légères, les érysipèles, etc.; la dose pour infusion est de 4 à 10 grammes par litre d'eau.

SUDORIFIQUES

La salsepareille, le gayac, la bourrache, les boissons aromatiques chaudes, les bains de vapeur sont des sudorifiques.

STERNUTATOIRES

Substance qui provoque l'éternuement et une sécrétion plus abondante des muqueuses.

Le tabac, l'arnica, les poudres de bétoine, de marjolaine, etc.

TEIGNE

Cette maladie affecte ordinairement les enfants, rarement les adultes; elle accompagne souvent les scrofules et la syphilis; elle n'est pas contagieuse, mais on croit qu'elle peut être héréditaire. Le docteur Alibert admet cinq espèces de teignes : la teigne faveuse, la teigne granulée, la furfuracée, la muqueuse, et la teigne amiantacée.

L'éruption de la teigne est précédée d'un prurit plus ou moins violent, de chaleur, de tuméfation des glandes sympathiques du col et de l'occiput, accompagnée de céphalalgie. Le prurit augmente successivement. On découvre entre les cheveux des pustules ou des vésicules entourées d'une aréole rouge. Quelquefois on n'aperçoit aucune trace d'ulcération, mais on voit de petits canaux dilatés ou conduits de plusieurs follicules glanduleux d'où s'échappe lentement une humeur visqueuse et rougeâtre; d'autres fois il se forme des tumeurs circonscrites, assez dures à leur base, ayant aussi leur sommet dur et blanchâtre, et contenant une humeur flavescente : si cette liqueur se répand au dehors, aussitôt les cheveux en sont inondés. Elle les agglutine les uns aux autres, elle se succède et se chasse, pour ainsi dire, ce qui donne naissance à une multitude de couches croûteuses ou squammeuses, qui font de la tête quelque chose de hideux. Cette sanie putride attaque la peau, ronge les cheveux, consume le tissu voisin, et menace jusqu'à la substance osseuse du crâne. Quelques malades sont en proie à des douleurs noctures atroces, quelques autres tombent dans une maigreur funeste qui arrête les progrès de leur accroissement. C'est surtout lorsque la teigne s'est manifestée dès la naissauce, et qu'on a négligé les moyens curatifs, que ses ravages sont épouvantables. Les désordres les plus affreux surviennent, le derme chevelu, l'occiput, le col, les épaules, les aisselles, les oreilles, les paupières ne forment qu'un seul abcès aussi monstrueux que dégoûtant et fétide. L'esprit n'est susceptible d'aucun effort intellectuel, le corps n'est propre à aucun exercice physique : souvent le développement des organes de la puberté est retardé.

TRAITEMENT

D'abord grande propreté, des bains chauds fréquents à l'eau simple, puis au son de froment; régime doux, tisane de riz ou d'orge au lait, quelques purgatifs légers de temps en temps; changer souvent de linge, tenir la tête très propre au moyen de lavages répétés avec l'eau de mauve ou de racine d'althéa. Eviter l'humidité, se bien vêtir, manger modérément; s'abstenir de vin, café, liqueurs, aliments salés, fumés, épicés, cuits au fer.

Ces simples moyens employés longtemps, avec persévérance, guérissent un grand nombre de teigneux; s'ils ne suffisent pas, compléter le traitement avec la pommade d'huile d'olive et de suie soufrée, avec addition de poudre très fine de charbon de saule. Appliquez-en légèrement soir et matin sur les parties malades préalablement lavées et nettoyées.

TETANOS

Affection de la moelle épinière, caractérisée par la rigidité, la tension des muscles d'une partie du corps ou de tout le corps. On a vu cette terrible maladie survenir à la suite d'impressions morales vives et tristes, de fatigues prolongées, de l'action d'un froid ou d'une chaleur extrêmes; mais elle est causée surtout par des plaies et blessures graves et par l'étranglement des parties enflammées; aussi l'observe-t-on plus fréquemment dans les cas de piqûres, de dilacérations, de brulûres intéressant les doigts des pieds et des mains. La saignée, les bains prolongés, les opiacés à haute dose, tels sont les moyens les plus efficaces que l'on puisse employer contre cette maladie, le plus souvent mortelle.

TONIQUES

Les viandes rôties, les vins généreux sont, parmi les aliments, les principaux toniques ; les substances végétales amères : la gentiane, le houblon, le quinquina, le quassia, les préparations ferrugineuses, etc., sont les principaux médicaments toniques.

TOPIQUE

Il s'emploie à l'extérieur ; les emplâtres, les onguents, les cataplasmes, etc., sont des topiques.

TILLEUL

Vertu antispasmodique, sudorifique, employé dans les affections nerveuses, diarrhées, etc. Deux à quatre grammes par litre d'eau.

TAMARIN

Pulpe du fruit de tamarin ; sa vertu est tempérante et laxative. La dose est de 18 à 55 grammes par litre d'eau.

ULCÈRES

Les ulcères sont les plaies anciennes qui fournissent continuellement du pus, qui ont leurs bords le plus souvent régulièrement découpés, et qui tendent à s'étendre et à envahir les parties voisines. Il y en a de galeux, scrofuleux, cancéreux, scorbutiques, syphilitiques ; les plus communs sont ceux des jambes, qui le plus souvent sont atoniques, variqueux ou scrofuleux : ce sont les trois espèces qui vont nous occuper ici.

Les ulcères atoniques sont ces ulcères qui attaquent les vieillards, les individus faibles, pauvres, cacochymes, mal nourris, mal vêtus, mal logés. On peut les soupçonner de cette nature quand on les trouve chez les individus sus-nommes. On guérit ces ulcères avec un bon régime, bonne nourriture, en lavant matin et soir les plaies avec un peu d'alun dissous dans l'eau de fontaine, et en les serrant avec des bandes, de manière à en rapprocher les bords. On emploie, au lieu de bandes, des bandelettes de sparadrap, de diachylon gommé. Le repos est de rigueur.

Les ulcères variqueux se reconnaissent par les varices que l'on aperçoit sur les jambes de ceux qui en sont atteints. Mêmes moyens que pour les autres; on doit y ajouter une guêtre de peau de chien lacée, bien faite et assez serrée, et que le malade ne quittera plus quand il sera guéri.

Les ulcères scrofuleux sont communs; ils surviennent à tout âge, et on les reconnaît assez facilement en ce qu'ils sont fixés sur des individus à chair fine, blafarde, ayant des coutures au cou, des articulations grosses, la lèvre supérieure tuméfiée, des chairs molles, etc. Ici vous emploierez surtout les moyens intérieurs toniques; la décoction de camomille, de sauge, de houblon, de marrube; le bon bouillon gras, bonne viande, surtout rôtie, le bon vin; vous vous abstiendrez de farineux, de pommes de terre, de châtaignes; vous ferez soir et matin des frictions sèches sur les bras, les jambes et l'épine du dos avec un morceau de flanelle exposé à la vapeur d'herbes aromatiques. Vous laverez souvent les ulcères avec l'eau alunée, la décoction de feuilles de noyer, de chêne, de pervenche, de romarin; pour toutes les plaies ulcéreuses, vous observerez pour le corps et pour les ulcères en particulier la plus grande propreté. On s'abstiendra de faire des routes à pied; on tiendra le plus possible la jambe sur un plan horizontal.

PETITE VEROLE ET VARIOLE

Fièvre éruptive, ordinairement épidémique, contagieuse, mais dont on n'est affecté qu'une seule fois dans la vie. L'éruption consiste en pustules phlegmoneuses de la grosseur d'un pois, avec l'enflure de l'habitude extérieure du corps, surtout de la face et des extrémités supérieures ; ces pustules suppurent et se dessèchent, et tombent enfin en laissant des marques.

L'invasion de la petite vérole a lieu pour l'ordinaire vers midi ; le temps de l'irritation ou de l'ébullition est marqué par des douleurs de tête, du cou et des lombes, et par la somnolence ; il est précédé d'un frisson auquel succède la fièvre avec pouls vite et mou ; les urines sont ordinairement un peu troublées et l'haleine a une odeur particulière, l'éruption commence au troisième ou au quatrième jour, avec des sueurs chez les adultes et chez les enfants, assez souvent avec des convulsions. Elle est semblable dans le principe aux morsures de puces et les pustules ont un tubercule rouge au centre. Dans les petites véroles compliquées de la diathèse pituiteuse, l'éruption est plus tardive, les pustules paraissent d'abord à la face, aux mains, puis au tronc, et enfin aux extrémités inférieures.

La période de la suppuration commence pour l'ordinaire le sixième jour, avec un redoublement de fièvre; les boutons deviennent d'abord pâles, les paupières se gonflent, et souvent les yeux se ferment; au septième jour, ils blanchissent dans le milieu, le huitième dans tout leur contour, et le neuvième ils jaunissent; la suppuration se fait dans le même ordre; elle commence aux parties supérieures et s'étend successivement aux inférieures; enfin la période de dessiccation a lieu au dixième jour; il se forme des croûtes qui se sèchent et se détachent les jours suivants. Quoique la petite vérole soit une, elle offre néanmoins des différences essentielles par rapport à ses complications, d'après la saison, la maladie épidémique régnante, le tempérament et le régime habituel du malade. Elle intéresse le tissu cellulaire et est réellement une maladie muqueuse qui a une très grande disposition à porter sur les glandes; on voit dans celle prise par l'inoculation que c'est la partie où l'on fait l'insertion du virus qui est la plus maltraitée.

Cette maladie paraît pour l'ordinaire au printemps, fait des progrès durant l'été, diminue pendant l'automne, disparaît presque entièrement pendant l'hiver pour reparaître dans la saison suivante.

Plus elle commence de bonne heure dans l'hiver, plus l'épidémie est violente; il est prouvé par un grand nombre d'observations qu'elle est confluente en raison du régime échauffant que suivent les malades.

Les signes favorables dans la petite vérole sont une éruption ni trop lente ni trop prompte des pustules; elles doivent être peu nombreuses, d'un beau rouge et se remplir d'une matière purulente épaisse, d'abord blanchâtre et ensuite jaune; c'est un excellent signe lorsque la fièvre tombe, alors que les boutons paraissent.

Les pustules qui sont d'une couleur brune et livide sont mauvaises, de même que celles qui sont petites, aplaties et noires dans le milieu; celles qui au lieu de pus se remplissent de sérosité, ne sont pas moins dangereuses.

Les pétéchies, les vebices, les selles et les urines sanglantes, les urines pâles, le défaut de gonflement du visage, ou son affaissement avant que que les boutons soient mûrs, les frissons dans le fort de la maladie, les convulsions, etc., sont des symptômes pernicieux.

La petite vérole simple et dénuée de toute complication est une maladie qu'il faut livrer à la nature. Le régime réfrigérant est en général le plus convenable; néanmoins il est des circonstances dans lesquelles il faut absolument employer des moyens échauffants. pour favoriser et soutenir l'éruption. Tels sont la faiblesse, la langueur du sujet, la constitution molle et pituiteuse.

J'ai distingué trois époques dans la petite vérole : la première depuis l'invasion jusqu'à l'éruption, la seconde depuis celle-ci jusqu'à la formation du pus, et la troisième, depuis la suppuration jusqu'à la dessiccation ; cette dernière est appelée communément fièvre secondaire. Les deux premiers temps n'offrent guère d'autres indications curatives que celles relatives à la fièvre concomitante qui est de nature inflammatoire, bilieuse ou pituiteuse ; dans la troisième période, les indications relatives à la fièvre concomitante peuvent encore subsister, mais il faut en outre faire attention à la surabondance de pus qui a lieu dans les petites véroles confluentes et qui demande à être évacuée. Ces évacuations se font par l'ouverture répétée des boutons, par des vésicatoires dont on soutient longtemps la suppuration, et surtout par l'usage réitéré des doux laxatifs ; il convient aussi, à la suite de la petite vérole, soit naturelle, soit inoculée, de soutenir les évacuations alvines. On a souvent observé que leur défaut, surtout chez les personnes qui retournent trop tôt à l'usage de la viande, donnait lieu à des dépôts et particulièrement aux yeux chez les enfants. Les accidents qui suivent la petite vérole demandent très généralement des émonctoires, dont on entretient longtemps l'écoulement, ouverts dans le voisinage des parties affectées. L'eau, le lait, le petit lait mêlé avec des eaux minérales, un régime et des médicaments fortifiants.

VERMIFUGES

Médicaments propres à chasser les vers qui s'engendrent dans le corps : le semen-contra, la racine de grenadier, le cresson, la mousse de Corse, etc.

VERRUES

Petites tumeurs qui peuvent se détacher de l'épiderme spontanément, ou par l'application de topiques émollients, ou plus souvent par les caustiques (nitrate d'argent).

VIOLETTE

Les fleurs sont adoucissantes, pectorales; elles sont usitées dans la bronchite chronique et l'angine. La dose est de 4 à 6 grammes par litre d'eau.

VOMITIFS

Substances propres à provoquer le vomissement ; l'émétique, l'ipécacuanha, etc.

POTION VOMITIVE

Ipécacuanha, 12 décigrammes ; émétique, 5 centigrammes ; mêlez et divisez en trois paquets : un tous les quarts-d'heure dans un peu d'eau sucrée; on boit de l'eau tiède pour faciliter le vomissement.

AUTRE

Emétique, 10 centigrammes; eau distillée de menthe, 30 grammes; eau distillée simple, 250 grammes; en trois fois, à une demi-heure d'intervalle.

763 — Paris, Imp. H. Carion, rue Bonaparte, 64.

Comme toutes les éditions précédentes, celle-ci est de 50,000

LE

GUIDE ROSE

DES ÉTRANGERS DANS PARIS

TRÈS-COMPLET ET TRÈS-EXACT

Avec un plan de Paris, l'heure de départ de tous les Chemins de Fer pour les environs de Paris; le Tarif actuel des Voitures; un petit Dictionnaire en quatre langues, etc., etc.

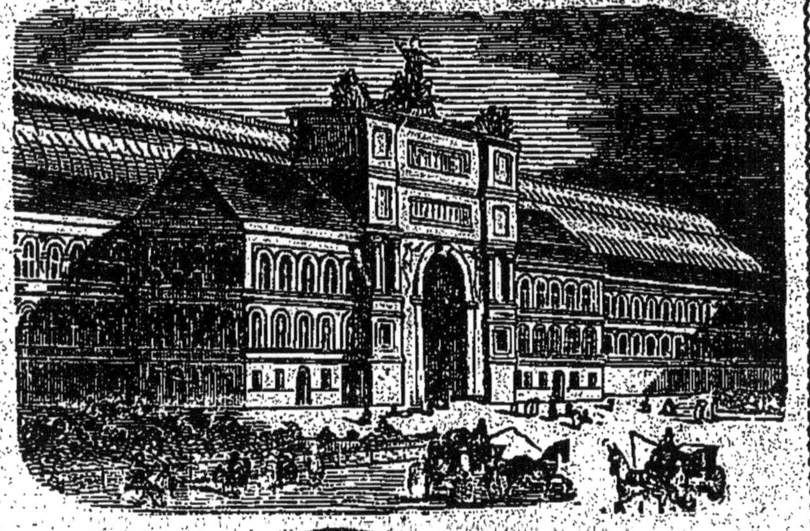

10 Centimes

49, RUE TAITBOUT

1868

Le Propriétaire du Guide Rose, 49, rue Taitbout, PARIS

Le Guide Rose paraît en français, en anglais, en allemand, en italien

Le Guide Rose est expédié franco contre un timbre-poste de 10 centimes

PARIS

AVIS. — Le **Guide Rose** se met à la disposition des étrangers pour leur faire préparer, avant leur arrivée à Paris, les appartements ou chambres dont ils peuvent avoir besoin. — Il n'est accepté aucune rémunération pour cela.

Ecrire au propriétaire du **Guide Rose**, 49, rue Taitbout, à Paris.

VOITURES

Prix maximum des voitures de place ou de remise, chargeant sur la voie publique, de 6 heures du matin en été et de 7 heures en hiver jusqu'à minuit et demi, dans Paris

Voitures à 2 places,	la course	1 fr. 50
—	l'heure	2 »
Voitures à 4 et 5 places,	la course	1 70
—	l'heure	2 25
Voitures prises à la remise, 2 places	la course	1 80
	l'heure	2 25
Voitures prises à la remise, 4 et 5 places	la course	2 »
	l'heure	2 50
De minuit et demi à 6 heures du matin :		
Voitures à 2 places,	la course	2 25
—	l'heure	2 50
Voitures prises à la remise		3 »

Hors Paris, il est bon de s'entendre d'avance avec le cocher.

Pour un colis, on paie 25 c.; pour deux colis, 50 c.; pour trois colis et au-dessus, 75 c.

Voitures de luxe, à la journée, au mois ou à l'année. BRION, 48, rue Basse.

BUREAUX TÉLÉGRAPHIQUES

Rue de Rivoli, 166.
Place Vendôme, 15 (jusqu'à 6 h. du soir
Place de la Bourse, 15 (toute la nuit).
Boulevard des Capucines, 12.
Hôtel-de-Ville (jusqu'à minuit).
Boulevard du Temple, 41 (jusqu'à minuit).
Boulevard Saint-Denis, 15.
Rue aux Ours, 32.
Rue des Vieilles-Audriettes, 6.
Rue Pagevin (Hôtel des Postes)
Place Saint-Michel, 6.
Av. des Champs-Elysées, 67 (jour et nuit)
Rue de Grenelle-Saint-Germain oute la nuit).
Place Roubaix (jusqu'à minuit).
Ecole Militaire (Pavillon de l'Artillerie).
Rue de Lyon, 55 (jour et nuit).
Gare d'Orléans (jusqu'à minuit).
Boulevard des Batignolles, 22 (jusqu'à minuit).
Rue de Strasbourg, 8.
Boulevard Malesherbes, 4.
Rue Lafayette, 35.
Boulevard du Prince-Eugène, 34.
Auteuil, Grande-Rue, 10.
Passy, place de la Mairie, 4.
Les Ternes, avenue de la Grande-Armée, 80.
Montmartre, rue Rochechouart, 40.
La Chapelle, Grande-Rue, 102.
Belleville, rue de Paris, 58.
Montrouge, route d'Orléans, 8.

AMBASSADES

AUTRICHE. — 101, rue de Grenelle-Saint-Germain.
BELGIQUE. — 153, r. du Faub.-St-Honoré.
BRÉSIL — 9, boulevard Monceaux.
DANEMARCK. — 37, rue de l'Université.
ESPAGNE. — 25, quai d'Orsay.
ETATS-ROMAINS. — 102, rue St-Dominique.
ETATS-UNIS D'AMÉRIQUE. — 15, rue du Centre
GRANDE-BRETAGNE. — 69, rue du Faubourg-Saint-Honoré.
GRÈCE. — 110, rue Richelieu (consulat).
ITALIE. — Rond-point des Champs-Elysées.
JAPON. — 372, rue Saint-Honoré.
MEXIQUE. — 5, rue d'Albe.
PAYS-BAS. — 15, rue de Presbourg.
PERSE. — 1, Avenue d'Antin.
PORTUGAL. — 12, rue d'Astorg.
PRUSSE. — 78, rue de Lille.
RUSSIE. — 77, rue de Grenelle-Saint-Germain.
SUISSE. — 3, rue Blanche.
TURQUIE — 10, rue de Presbourg.

GUIDE ROSE

Arc de Triomphe de l'Etoile. — Dédié depuis 1789 à la gloire des armées françaises, sa première pierre fut posée le 15 août 1806. L'architecte Chalgrin dirigea la construction jusqu'au-dessus du piédestal. Les travaux, interrompus en 1814, ne furent repris qu'en 1823, et Goust fut chargé de les diriger. L'arc ne fut achevé qu'en 1836. Les travaux avaient duré 30 ans et ont coûté 9,651,115 fr. La hauteur totale de l'édifice est de 45 mètres 35 cent., sa largeur de 44 mètres 82 cent. et son épaisseur de 22 mètres 20 cent. Le grand arc a 29 mètres 19 cent. d'élévation et 14 mètres 62 cent. d'ouverture. Les arcs latéraux ont 16 mètres 34 cent. de hauteur sur une ouverture de 8 mètres 44 cent. On voit sur ce monument la bataille d'Austerlitz, la prise d'Alexandrie, la bataille de Jemmapes, le passage du pont d'Arcole, la mort du général Moreau, etc. 480 noms de victoires et de généraux sont gravés sous les voûtes.

Arc de Triomphe du Carrousel, place du Carrousel, en face des Tuileries. Copie de l'arc de Septime Sévère qui existe encore à Rome. Il a 14 mètres 50 cent. de haut, 19 mètres 50 cent. de large et 8 mètres 40 cent. d'épaisseur. Sur les quatre faces sont représentées : l'entrevue de Tilsitt, la bataille d'Austerlitz, la capitulation d'Ulm, l'entrée de l'armée française à Vienne, l'entrée à Munich, la paix de Presbourg. Son couronnement est formé d'un groupe de bronze, composé d'un char attelé de quatre chevaux dirigés par la Restauration.

Arcs de Triomphe de la porte Saint-Denis, de la porte Saint Martin, érigés sous Louis XIV; boulevards Saint-Denis et Saint-Martin. Le premier représente le passage du Rhin, la prise de Maëstricht, le second la prise de Limbourg et celle de Besançon.

Archevêché, 127, rue de Grenelle-Saint-Germain.

Archives de l'Empire, rue Paradis-du-Temple, 20. — 300,000 cartons renferment 91 millions d'actes. — Une salle est ouverte, de 10 à 3 heures, pour les communications de pièces *autorisées* par M. le Directeur général; fermée dimanches et fêtes.

Asile du Vésinet, à Croissy (Seine-et-Oise), pour les ouvrières convalescentes. Les mardis, mercredis, vendredis et samedis, de midi à 4 heures; les étrangers peuvent visiter l'asile. Aux mêmes heures, les dimanches, lundis et jeudis, on peut voir les malades.

Asile de Vincennes, près du bois de Vincennes, commune de Saint-Maurice-Charenton. Reçoit les ouvriers convalescents. Les lundis, jeudis et dimanches, de midi à 4 heures, on peut voir les malades. Les autres jours, aux mêmes heures, on peut visiter l'asile.

Bal Mabille, avenue Montaigne. Dimanche, mardi, jeudi, samedi.

Banque de France, rue de la Vrillière, 1 et 3. — Bureaux ouverts de 9 à 4 heures.

Bibliothèque de la ville de Paris, à l'Hôtel-de-Ville, rue Lobeau. Ouverte tous les jours, de 10 heures à 4 heures, excepté les dimanches et fêtes.

Bibliothèque de l'Ecole de droit, place du Panthéon. (Pour les élèves de la Faculté.)

Bibliothèque Impériale (rue Richelieu). — *Ouverte tous les jours non fériés, de 10 heures à 4 heures.*

Le curieux *cabinet de Médailles* qui avait été créé à Versailles en 1684 a été transporté en 1741 à la Bibliothèque Impériale. — Pierres gravées d'une grande beauté et d'une grande richesse. Fermée pendant la quinzaine de Pâques.

Bibliothèque Mazarine (annexée à l'Institut). — *Ouverte au public les jours non fériés, de 10 à 4 heures. Vacances du 1er août au 15 septembre.* Fondée en 1643 par le cardinal Mazarin (203,000 volumes).

Bibliothèque Sainte-Geneviève (place du Panthéon). — *Ouverte au public et aux visiteurs tous les jours, de 10 heures à 3 heures; tous les soirs, de 6 heures à 10 heures, excepté les jours fériés.* Fondée en 1624 par la Rochefoucault, abbé de Ste-Geneviève (150,000 vol.).

Bibliothèque du Conservatoire de Musique, 15, faub. Poissonnière. De 10 à 4 heures, excepté les lundis et les jours de fête. (Collection la plus riche de l'Europe.)

Bibliothèque du Commerce, composée de tous les ouvrages qui intéressent le commerce, l'industrie, la navigation, législation, finances, douanes, voyages, statistiques. Tous les jours non fériés, de 11 heures à 4 heures.

Bibliothèque des Ponts-et-Chaussées, ouverte tous les jours aux élèves, aux ingénieurs et conducteurs des Ponts-et-Chaussées.

Bibliothèque de l'Ecole des Mines, boulevard Saint-Michel, 60. Ouverte tous les jours aux étrangers et Français qui désirent étudier.

Bibliothèque de la Sorbonne ou de l'Université, à la Sorbonne, tous les jours, excepté les jours de fête (90,000 vol.).

Bibliothèque du Conservatoire, au Conservatoire, excepté les jours de fête et le lundi.

Bibliothèque du Jardin des Plantes, de 10 heures à 3 heures les jours non fériés.

Bibliothèque de l'Arsenal (rue de Sully). — *Ouverte au public tous les jours non fériés, de 10 heures à 3 heures. Vacances du 15 septembre au 1er novembre* (220,000 vol. et 5,000 manuscrits).

Bibliothèques principales non publiques : du Sénat, du Corps législatif, du Conseil d'Etat, de la Cour de cassation, de l'Elysée, du Louvre; cette dernière a 100,000 volumes.

Bois de Boulogne, une des plus belles promenades du monde, 90,000 hectares. — Voir le jardin d'acclimatation et son aquarium, le lac supérieur, le château de Bagatelle. Bois de Boulogne, Bois de Vincennes. V. Environs de Paris.

Bourse (La) (rue Vivienne). — L'édifice a 72 mètres de longueur sur 50 de largeur. Il a la forme d'un temple antique d'ordre corinthien. La magnifique colonnade qui l'entoure se compose de 64 colonnes. Le monument n'a pas de fronton. On y arrive par deux perrons de 16 marches chacun, établis sur les faces qui regardent l'orient et l'occident. La salle publique, où se traitent les opérations, est située au rez-de-chaussée. Elle est longue de 32 mètres et large de 18, et reçoit la lumière d'en haut. A l'entour règne une galerie séparée de la salle par des pilastres qui soutiennent une autre galerie, située au premier étage. La Bourse a été construite de 1808 à 1825, sur les dessins d'Alex. Brongniard. Elle a coûté 8,150,000 fr. Le marché a lieu de midi 1/2 à 3 heures.

Caisse d'Épargne, 9, rue Coq-Héron.

Catacombes renfermant des ossements de millions de cadavres. — Pour les voir, il faut adresser une demande à M. l'ingénieur inspecteur des carrières, à l'Hôtel-de-Ville. Il est très-difficile de l'obtenir.

Chapelles. V. Églises.

Chapelle expiatoire, boulevard Haussmann.

Charenton (maison de santé), tout en face de l'asile de Vincennes, visible avec une permission du Ministre de l'intérieur. La pension est payée : 1re classe, 1,500 fr.; 2e classe, 1,200 fr.; 3e classe, 900 fr.

Château de Vincennes. Visible tous les jours, de midi à 4 heures, avec une permission du directeur de l'artillerie au Ministère de la guerre.

Châteaux. V. palais.

Collége Britannique (institution anglaise), 5, rue des Irlandais (Collége séminaire des Irlandais).

Collége de France (rue Saint-Jacques). — Fondé en 1530, par François Ier. Les professeurs chargés des cours portaient jadis le titre de lecteurs royaux ; dans le principe, ce collége ne possédait que deux chaires, l'une de grec et l'autre d'hébreu. Il est placé aujourd'hui bien en tête de l'enseignement public, bien au-dessus des Facultés, qui sont spécialement destinées à compléter l'instruction classique, tandis que sa mission consiste à ouvrir de nouvelles voies à la science et à populariser toutes les découvertes scientifiques de quelque importance. Vingt-huit chaires et *cours publics*.

Colonne Vendôme. — Ainsi appelée du nom de la place où elle s'élève, érigée pour célébrer la campagne de 1805, construite par les architectes Lepère et Gaudoin, sous la direction du savant Denon. Comme la colonne Trajane, dont elle est une imitation exacte, son fût est recouvert de bas-reliefs en spirale, modelés sur les dessins de Bergeret et représentant la série chronologique des principaux faits accomplis depuis le départ du camp de Boulogne jusqu'à la campagne d'Austerlitz. Le bronze qui a servi à fondre ces bas-reliefs a été fourni par 1,200 pièces d'artillerie prises à l'ennemi pendant la campagne. Cette colonne a 43 mètres 55 c., y compris son piédestal, le diamètre du fût est de 3 mètres 78 c., le chapiteau est surmonté par une plate-forme à laquelle conduit un escalier de 170 marches. On peut monter au sommet.

Colonne de Juillet (place de la Bastille). — Elevée en commémoration de la Révolution de 1830, elle est toute en bronze et haute de 50 mètres, y compris son piédestal et sa statue, représentant le génie de la liberté, qui la couronne. On peut monter au sommet.

Colonne de la Victoire, place du Châtelet, où fut la fameuse prison de ce nom.

Colonne commémorative de la guerre de Crimée (Square des Arts-et-Métiers).

Conservatoire de musique, fondé sous Louis XVI, *ouvert au public le jeudi, de midi à 4 heures, et le même jour, de 10 heures à midi, aux personnes munies de cartes délivrées par la Maison de l'Empereur.*

Conservatoire des Arts-et-Métiers (rue Saint-Martin, 292). — *Tous les jours on peut visiter les galeries des collections et machines, de 11 à 3 heures. On donne 1 fr. par personne.*

Le jeudi et le dimanche, ces galeries sont publiques.

La bibliothèque, les galeries du portefeuille et des brevets sont publiques, excepté le lundi, de 10 à 4 heures.

Créé par la Convention en 1794, le Conservatoire devait être une sorte de muséum industriel où l'on aurait déposé les machines et des outils, modèles, les livres et les dessins relatifs à tous les genres d'arts et métiers, et où des professeurs spéciaux auraient expliqué la construction et l'emploi des appareils en usage dans les diverses industries. On devait en outre y déposer l'original de toute machine d'invention nouvelle ou simplement perfectionnée. En 1795, l'établissement fut transporté dans les bâtiments de l'ancienne abbaye de Saint-Martin-des-Champs. Aujourd'hui, le Conservatoire renferme un portefeuille industriel de la plus grande richesse, un musée technologique, une bibliothèque qui compte une nombreuse collection d'ouvrages relatifs à toutes les branches de l'industrie, et plusieurs chaires d'enseignement supérieur qui en font une véritable Faculté industrielle. Ces chaires ont pour objet: la géométrie, la physique la chimie, la mécanique appliquée aux arts; la chimie appliquée à l'industrie, la chimie agricole, l'économie industrielle, l'agriculture, la filature et le tissage, la teinture, l'apprêt et l'impression des tissus, la construction civile, la géométrie descriptive, la législation industrielle, les arts céramiques, la géologie agricole, l'administration et la statistique industrielle.

Crédit agricole, rue Neuve-des-Capucines, 19. — Procure des capitaux ou des crédits à l'agriculture.

Crédit foncier. — Fait des crédits hypothécaires à longs termes aux propriétaires d'immeubles.

Ecole des Beaux-Arts, 14, rue Bonaparte.

Ecole des Mines, boulevard Saint-Michel, 60. — *Cours oraux de minéralogie, etc., du 15 novembre au 15 avril*, le lundi et le jeudi.

Ecole militaire, avenue de Saxe, en face du Ch.-de-Mars.

Ecole des Ponts-et-Chaussées, rue des Saints-Pères, 28. — Bibliothèque, galerie de modèles, ouverte aux ingénieurs, conducteurs et élèves externes.

Ecole normale supérieure, 45, rue d'Ulm.

Ecole normale ecclésiastique, 76, rue de Vaugirard.

ÉGLISES PRINCIPALES

Toutes les églises catholiques sont ouvertes tous les jours, excepté Saint-Etienne-du-Mont; cette église n'est visible que les jours de fête.

Notre-Dame de Paris (place du Parvis Notre-Dame). — Commencée en 1163, terminée en 1270. Le plan figure la croix latine; pourtant la branche supérieure de la croix est presque aussi longue que l'inférieure. L'édifice est soutenu par 120 piliers de proportions et formes diverses, mais qui sont régulièrement disposés de façon à former une double enceinte autour de la nef et du chœur; l'intérieur présente donc cinq nefs parallèles, un vaste transept et une rangée de chapelles de chaque côté qui datent du XIVe siècle. La cathédrale a 130 mètres de longueur, sur 40 mètres 60 cent. de largeur, et 34 mètres 66 cent. d'élévation sous voûte. La hauteur des tours est de 66 mètres. On peut monter au sommet. Le trésor est visible tous les jours, de midi à 4 heures, avec une carte d'entrée délivrée par un des sacristains pour 50 centimes.

Panthéon. — Eglise décorée des peintures et des sculptures des plus grands maîtres. Comme architecture, il tient la première place après Sainte-Marie-aux-Fleurs, de Florence, Saint-Pierre de Rome, Saint-Paul, de Londres. D'abord destiné au culte, il n'est terminé qu'en 1790; l'assemblée constituante change sa destination, le nomme Panthéon français, en modifie les ornements, lui donne pour inscription: Aux grands hommes la patrie reconnaissante! Il reçoit les cendres de Mirabeau, Voltaire, Rousseau, etc.; Napoléon Ier, en 1806, le rend au culte en lui laissant sa destination sépulcrale; en 1822, la Restauration le restitue complètement à Sainte-Geneviève, patronne de Paris, efface l'inscription du fronton. 1830 le transforme en Panthéon et rétablit l'inscription. David d'Angers exécute pour le fronton son magnifique bas-relief. Un décret impérial du 6 décembre 1852 rend l'édifice au culte, sa destination première.

Visite des caveaux et ascension jusqu'au dôme permise aux visiteurs, sous la conduite d'un gardien.

Sainte-Chapelle. — Visible tous les jours, excepté le dimanche et les jours de fête, de 11 heures à 4 heures, avec une permission du Ministre de la Maison de l'Empereur et des beaux-arts.

Saint-Etienne-du-Mont, rue de la Montagne-Sainte-Geneviève. Voir le portail. Marguerite de Valois posa la première pierre.

L'église est ouverte les dimanches et fêtes.

Sorbonne. — L'église n'est ouverte que le dimanche et les fêtes, toute la journée.—V. le tombeau de Richelieu.

Sorbonne (église et siége de l'Académie de Paris). — La Sorbonne était dès le concile de Constance l'un des principaux établissements théologiques de l'Université. Elle a joué un rôle dans les disputes religieuses et philosophiques des VIIe et VIIIe siècles. Aujourd'hui la Sorbonne est le siége du recteur de l'Académie de Paris, et ses amphithéâtres sont réservés aux cours publics des Facultés des lettres et des sciences. Sont également publics les examens du baccalauréat, de la licence et du doctorat ès-lettres et ès-sciences. (Voyez sa bibliothèque.)

Le Val-de-Grâce, rue Saint-Jacques. La première pierre de cette église, qui porte le nom d'un monastère fondé par Anne d'Autriche, fut posée par Louis XIV. Le dôme est une copie de Saint-Pierre de Rome.

Saint-Thomas-d'Aquin, place de ce nom. Voir une descente de croix et saint Thomas commandant à la tempête.

Saint-Roch, rue Saint-Honoré. Voir la chapelle de la Vierge, un Christ en croix, les fonts baptismaux, la chaire et une collection de riches tableaux. Plusieurs personnes illustres furent enterrées à Saint-Roch.

Saint-Vincent-de-Paul, rue Lafayette. Voir l'Apothéose de Saint-Vincent-de-Paul.

Saint-Gervais, près de l'Hôtel-de-Ville. Voir une décollation.

Saint-Germain-des-Prés, rue Bonaparte. Voir la Résurrection de Lazare, une statue de la Vierge, son portail et ses riches tableaux.

Saint-Germain-l'Auxerrois, près du Louvre. Voir ses vitraux, sa façade, sa tour vient de recevoir un carillon de 40 cloches accordées chromatiquement.

Saint-Sulpice, place du même nom. On peut monter aux tours. Voir le portail. Les tours sont plus hautes que celles de Notre-Dame.

Saint Eustache, en face les Halles centrales. Les piliers ont plus de 50 m. de haut. Voir l'Adoration des Mages, la Guérison des lépreux et la chapelle souterraine.

Saint Augustin, boulevard Malesherbes. Crypte spécialement consacrée aux enterrements. Inaugurée le 28 mai 1868.

La Trinité, rue Saint-Lazare, en face la Chaussée-d'Antin. Cette belle église a été inaugurée le 12 nov. 1867.

Saint-Merri, rue Saint-Martin. Voir une Vierge et l'Enfant-Jésus et un saint Charles.

Sainte Clotilde, place Bellechasse, fut inaugurée par Mgr Morlot.

Saint-Ferdinand (chapelle de), route de la Révolte.

Saint Denis, à Saint-Denis, près Paris (gare du Nord). Sépultures royales (V. Environs de Paris).

La Madeleine, place du même nom. Ce magnifique édifice est la copie du Parthénon d'Athènes.

Notre-Dame-de Lorette, rue Bourdaloue. Ne ressemble à aucune église catholique ni extérieurement, ni intérie r men . L'or y est répa

ÉGLISES PRINCIPALES NON CATHOLIQUES.

Américaine, rue de Berri.
Arménienne, rue de Monsieur.
Anglicane (Épiscopale), rue d'Aguesseau.
Anglicane (réformée), 2, rue Roquépine.
Calviniste, rue de l'Oratoire.
Du Saint-Esprit, 5, rue Roquépine.
Évangélique de la Rédemption, rue Chauchat.
Israélite, rue Notre-Dame-de-Nazareth, rue Lamartine.
Russe, rue de la Croix-du-Roule.
Il y a à Paris plus de 60 églises.

Egout. — Cet utile et gigantesque Canal, qui a son chemin de fer, ses bateaux, ses trottoirs, a aujourd'hui 424 kilom. d'embranchements qui s'étendront encore; il a coûté plus de 100 millions.

FONTAINES PRINCIPALES

Saint-Michel, place Saint-Michel.
Louvois, place Louvois (par Visconti).
Molière, rue Richelieu.
Des Innocents, aux halles Centrales (sculpture de Jean Goujon).
De la Victoire, place du Châtelet.
Saint-Sulpice, place St-Sulpice (dessin de Visconti).
Gaillon (par Visconti). — **Du square de l'Observatoire.**
Du Château-d'Eau.

Une Fontaine en marbre blanc va être édifiée près du Théâtre-Français; elle aura pour soubassement un bassin de 12 mètres de diamètre, construit en pierres jurassiennes; huit jets d'eau jailliront au milieu d'un entourage de verdure et de fleurs.

Il y a 130 fontaines.

Gobelins (Les). — *La manufacture est ouverte en hiver le mercredi, de 1 à 3 heures, aux personnes munies d'une permission ou d'un passeport; en été, les lundis, mercredis et samedis, de 2 à 4 heures.*

Etablissement fondé en 1662, sous Louis XIV, sous le titre de manufacture royale des Meubles de la Couronne. Le nom de Gobelins, qui a prévalu, vient de ce que la manufacture occupait les bâtiments de la famille Gobelin, teinturiers renommés. Dès sa création, cet établissement fut placé sous la direction du peintre Lebrun. Les pièces, d'une haute valeur artistique, sortent à peu près toutes de nos manufactures des Gobelins et de Beauvais, qui sont administrées pour le compte de l'État, dont ils sont une propriété, et leurs produits servent exclusivement à orner les palais et châteaux impériaux et à faire des présents aux princes étrangers.

Halles aux Blés. — Rue des Viarmes.

Halles Centrales. — Toujours ouvertes. — Voyez leurs caves.

Hôpitaux. — Il y en a 15. La plupart sont visibles le dimanche et le jeudi, de midi à 3 heures.

Hôtel des Invalides. — Louis XIV fait acheter les terrains nécessaires à sa construction; un arrêt de 1670 le dote; commencé sur les plans de Libéral-Bruant, il est terminé trois ans après par Mansard, qui donne seul le plan du dôme; en 1789, il avait un revenu de 1,700,000 francs. Son gouverneur est ordinairement maréchal de France. Construit pour contenir 6,000 hommes, il n'en reçoit guère que 4,000. Pour être admis à l'hôtel, il faut trente ans de service et soixante ans d'âge, ou bien avoir perdu un membre, ou encore avoir reçu des blessures équivalant à la perte d'un membre. Les Invalides sont organisés militairement; ils ont le pas sur tous les autres corps de l'armée.

L'hôtel comprend un quadrilatère de 126,985 mètres carrés, 19 cours et jardins. Église magnifique en deux parties : 1° la nef pour les cérémonies ordinaires du culte, ornée de drapeaux pris sur l'ennemi; sous le pavé de la nef sont des caveaux mortuaires destinés aux gouverneurs de l'hôtel, à quelques officiers supérieurs; les victimes de l'attentat de Fieschi reposent aussi sous ces dalles; — 2° le dôme ou église impériale, sur le plan d'une croix grecque et couronné d'une coupole surmontée d'une lanterne et d'une croix. L'intérieur du dôme est décoré de peintures et de sculptures de Lafosse, Jouvenet, Coypel. — Tombeaux de Turenne et de Vauban; dans une chapelle demi-souterraine, pratiquée au centre de la construction, se trouve le tombeau de Napoléon. A l'entrée du caveau, les tombeaux de Duroc et de Bertrand. L'Hôtel est visible tous les jours.

Tous les dimanches, à midi, messe à l'Hôtel avec musique militaire.

Les lundis et jeudis, de midi à 3 heures, on peut voir le tombeau de l'Empereur.

Hôtel-de-Ville. Voir la salle du Trône, etc. On obtient facilement une carte pour les visiter, en en faisant la demande à M. le Préfet.

Hôtel des Ventes (rue Drouot). Ventes aux enchères de mobiliers, tableaux, vins, etc. etc.

Imprimerie Impériale (87, rue Vieille-du-Temple). Visible le jeudi, à 2 heures précises, avec permission du directeur.

Institut. — Cinq Académies qui n'ont de commun que l'agence, le secrétariat, les collections ; elles se réunissent une fois l'an pour décerner des prix d'éloquence, poésie, etc., prix consistant en médailles ou en sommes une fois données et fournies par l'État ou par les fondations particulières.

1° Académie française ; 2° inscriptions et belles-lettres, langues savantes, antiquités, monuments ; 3° sciences physiques et mathématiques ; 4° sciences morales et politiques, histoire, morale, économie politique, administration, finances ; 5° beaux-arts distribués en cinq sections : peinture, architecture, gravure, sculpture, composition musicale.

On peut, avec des billets, assister à la séance annuelle des cinq Académies et aux séances de réception des nouveaux académiciens.

Institut des jeunes Aveugles (boulevard des Invalides, n° 56). — Construit en 1843 pour admettre 160 aveugles ; ils y reçoivent tous les éléments d'une instruction assez étendue, des notions approfondies de musique, art pour lequel les aveugles ont une aptitude toute particulière. Reçoit des élèves gratis, des élèves boursiers des départements et des pensionnaires payant 1,000 fr.

Avec un passeport ou une permission, on peut visiter l'établissement le mercredi, de 1 heure 1/2 à 5 heures.

Institution des Sourds-Muets. Rue St-Jacques, 256.

Les bourses sont de 500 fr., la pension est de 1,000 fr.

Jardin des Plantes. — *(Muséum d'histoire naturelle.)* — Nombreuses galeries pour la zoologie, la botanique, la minéralogie; grand jardin pour la botanique et la culture; serres chaudes et serres tempérées; bibliothèque d'histoire naturelle (150,000 volumes); amphithéâtre pour 16 cours : anatomie comparée; mammifères; reptiles; poissons; anatomie et histoire naturelle de l'homme; insectes, crustacés et arachnides; annelides; mollusques et zoophytes; paléontologie; botanique; culture; minéralogie; géologie; physique appliquée à l'histoire naturelle; physique végétale; chimie appliquée aux corps organiques; chimie appliquée aux corps inorganiques.

Le Muséum a de nombreux voyageurs à l'étranger. Fondé en 1636 sous le nom de jardin du Roi, pour la culture des plantes médicinales, on y a joint la chimie, la botanique, l'histoire naturelle, et, sous l'administration de Buffon, le cabinet d'histoire naturelle, la ménagerie, le cabinet d'anatomie comparée; la Convention (août 1793) organise définitivement le Muséum et lui donne le nom qu'il a gardé.

Les mardis, jeudis, de 11 heures à 2 heures, les galeries d'anatomie comparée, de zoologie, de botanique, de minéralogie et de géologie, sont ouvertes aux personnes munies de billets, et publiques de 2 à 5 heures.

Le dimanche, les mêmes galeries sont ouvertes au public de midi à 5 heures.

Le jardin est public, et tous les jours on voit la ménagerie.

Jardins publics des Tuileries (32 hectares).

— du Luxembourg, à peu près de même contenance depuis sa transformation.

— du Palais-Royal, à midi le soleil fait partir un canon placé au milieu de ce jardin. Musique militaire de 5 à 6 heures, excepté le lundi.

— du Musée de Cluny.

— de Monceaux } V. parcs.

— des buttes Chaumont } V. parcs.

Ces jardins sont toujours ouverts.

Jardin d'Acclimatation, au bois de Boulogne, de

8 heures à 6 heures, 1 fr. d'entrée, et 50 cent. le dimanche.

Voir l'aquarium composé de 14 réservoirs aux parois de glaces de Saint-Gobin, qui permettent d'étudier les mœurs des poissons.

Lycées : Napoléon, Saint-Louis : admettent des pensionnaires et des externes ; Louis-le-Grand, Charlemagne et Bonaparte, des externes seulement. Le Lycée du Prince-Impérial, à Vanves, n'admet que des pensionnaires.

Manufacture des Tabacs, quai d'Orsay, 63. — Visible tous les jours, avec une permission du régisseur.

Manufacture de Porcelaine de Sèvres. — (Voyez *environs de Paris.*)

MINISTÈRES

Les Ministères sont fermés les dimanches et fêtes ; les autres jours, ils sont ouverts de dix à quatre heures.

Ministère d'Etat, places du Carrousel et du Palais-Royal, au Louvre.

Ministère de la Maison de l'Empereur et des Beaux-Arts, place du Carrousel et rue de Rivoli, aux Tuileries.

Ministère des Affaires étrangères, rue de l'Université, 130 ; bureau rue d'Iéna. Le bureau de la chancellerie est seul ouvert au public.

Ministère de l'Agriculture, du Commerce et des Travaux publics, rue Saint-Dominique-Saint-Germain, 58, 60, 62 et 64. Les bureaux de l'agriculture et du commerce ont leur entrée rue de Varennes, 78 bis.

Ministère des Finances, rue de Rivoli, 234.

Ministère de la Guerre, rue Saint-Dominique-Saint-Germain, 90 ; bureaux, 86, 88. Enregistrements et renseignements, 88. Le dépôt de la Guerre, rue de l'Université, 73.

Ministère de l'Instruction publique, rue de Grenelle-Saint-Germain, 110.

Ministère de l'Intérieur, place Beauvéau (rue Cambacérès).

Ministère de la Justice et des Cultes, place Vendôme, 11 ; bureaux, rue du Luxembourg, 36.

Ministère de la Marine et des Colonies, rue Royale-Saint-Honoré.

Mont-de-Piété, 7, rue de Paradis.

Morgue (La), derrière Notre-Dame.

Musée d'Artillerie, place Saint-Thomas-d'Aquin, 99. Ouvert de midi à 4 heures, le jeudi.

Dépôt d'armes offensives et défensives de tout temps et de tout pays, créé en 1794, dans l'ancien bâtiment des Jacobins.

Musée de Cluny et des Thermes (dans l'ancien hôtel de ce nom). — *Ouvert au public le dimanche, et tous les jours, le lundi excepté, de 11 à 4 heures, aux personnes ayant des billets ou aux étrangers munis de passeports.*— Musée destiné surtout aux arts du moyen-âge et de la renaissance. Créé par un amateur, Dusommerard, il fut, à sa mort, acquis par l'État.

Musée de Saint-Germain. (V. Environs de Paris.)

Musées du Louvre. Ouverts tous les jours, excepté le lundi, de 10 h. à 4 h. — Le musée de peinture est ouvert à l'étude tous les jours.

Simple pavillon de chasse au XIIe siècle, transformé en forteresse et flanqué de tours par Philippe-Auguste, François Ier le reconstruisit en entier. Pierre Lescot le commence, de 1540 à 1548, et le continue sous Henri II, avec l'aide de Jean Goujon et de Paul Ponce Trébatti, spécialement chargés des sculptures. La façade est terminée, à peu près comme elle est aujourd'hui, sous Louis XIV, d'après les plans du médecin Claude Perrault. En 1688, le palais est abandonné ; on établit des écuries dans une partie du rez-de-chaussée ; aux étages supérieurs on pratique des logements pour des artistes et des gens de cour ; on laisse même des constructions particulières s'adosser à l'édifice. En 1754, le surintendant des bâtiments Marigny fait reprendre les travaux ; la Convention (27 juillet 93) transforme le Louvre en musée. Napoléon Ier songe à continuer le Louvre et à l'unir aux Tuileries du côté du Nord ; il confie ses projets à Fontaine et à Percier. Napoléon III les réalise par son décret du 12 mars 1852.

Musée du Luxembourg (rue de Vaugirard, 23). — *Ouvert à l'étude tous les jours, de 10 à 4 heures, le* *dimanche et le lundi exceptés.* Fondé par la Restauration (1818) et destiné à recevoir les œuvres des artistes vivants. Ces œuvres demeurent encore dix ans au musée, après la mort des artistes, et passent alors au Louvre, si elles méritent cette distinction. — *Le musée est ouvert au public le dimanche, de 10 à 4 h.*

Musée monétaire (quai Conti). — Annexé à la Monnaie, où l'on conserve les coins et les poinçons des monnaies et des médailles, des pièces de plaisir et des jetons depuis Charles VIII.

De midi à 3 heures, les mardis et vendredis, on peu visiter les ateliers et les laboratoires avec une permission du directeur de la fabrication ou du président d la Commission des monnaies et médailles.

Le musée monétaire est public aux mêmes heures.

Musée Orfila, à la Faculté de Médecine. Ouvert aux élèves et aux médecins.

Musée d'Histoire naturelle. (V. *Jardin des Plantes.*)

Musée Pompeïen, au palais Pompeïen, avenue Montaigne. Tous les jours.

Musées de Versailles, de Saint-Germain, de Fontainebleau, de Sèvres. (V. Environs de Paris.)

Musique militaire. — Au jardin des Tuileries, tous les jours, de 5 à 6 h., excepté le dimanche; place Vendôme, de 5 à 6 h., excepté le samedi; au jardin du Palais-Royal, de 5 à 6 h., excepté le lundi, au jardin du Luxembourg, le mardi et le samedi.

Obélisque de Louqsor. — Monolithe donné par le vice-roi Mehemet-Ali et tiré du village de Louqsor, au milieu des ruines de Thèbes, où il ornait, avec un autre obélisque encore en place, l'entrée d'un palais construit par Rhamsès III (XVIe siècle avant J.-C.).

Sa hauteur est de 22^{m}83, dont 20^{m} 39 pour le fût, 1^{m} 94 pour le pyramidion. — Sa largeur à la base est de 2^{m}44 sur une face, 2^{m} 42 sur chacune des trois autres; et au pyramidion, 1^{m}50 sur deux côtés, 1^{m}58 sur les deux autres. Le poids est de 230,000 kil., et le piédestal est haut de 8^{m} 10.

L'obélisque fut transporté à Paris et dressé par les soins de l'ingénieur Lebas, le 26 octobre 1836.

Observatoire, allée de l'Observatoire, derrière le Luxembourg. — On obtient du directeur la permission de le voir.

Opéra. — Le Grand-Opéra. 11,200 mètres de superficie. L'extérieur est terminé.

Palais des Tuileries. — Bâti par Marie de Médicis, en 1564. — Visible en l'absence de la Cour, sans permis.

Palais du Luxembourg ou du Sénat. — Bâti par Marie de Médicis, en 1616. — Salle du Trône, visible de 10 à 5 heures, tous les jours.

Palais Royal, place du même nom. — Bâti par Richelieu. — Les galeries et le jardin sont ouverts depuis le matin jusqu'à minuit.

Palais Bourbon ou du Corps législatif, rue de l'Université et quai d'Orsay. — Visible tous les jours, de 8 heures du matin à 5 heures du soir, s'il n'y a pas séance.

Palais du Conseil d'État, rue de Lille, 62. — Commencé sous Napoléon 1er.

Palais de l'Élysée, rue du faubourg St-Honoré, 55.

Palais des Beaux-Arts, rue Bonaparte, 14. — Ouvert tous les jours aux étrangers ayant leurs passe-ports et aux personnes munies de permissions délivrées par le Ministère d'État.

Palais de l'Industrie, aux Champs-Élysées. Bâti en 1854.

Palais de la Légion-d'Honneur. Constr. sous Napoléon 1er.

Palais de Justice, boulevard du Palais. — Ouvert tous les jours, excepté les dimanches et fêtes. — Restauré en 1718.

Palais Pompeïen, avenue Montaigne.

Parc de Monceaux, 90,000m; rochers pittoresques, grotte.

Parc des buttes Chaumont. V. ses rochers, cascades, massifs bordés de fleurs, grotte très-curieuse, temple de la Sibylle, copie du fameux temple de Tivoli, près de Rome.

Père-Lachaise (cimetière du). V. les tombeaux d'Abeilard, de La Fontaine et d'une foule de noms historiques.

PLACES PRINCIPALES

De la Concorde.	Du Palais-Royal.	De la Madeleine.
Vendôme.	Des Victoires.	De la Bastille.
Du Carrousel.	De la Bourse.	Du Trône.
Napoléon.	Royale.	Du Chateau-d'Eau
Du Roi de Rome.	De l'Hôtel-de-Ville	Saint-Sulpice.
De l'Étoile.	Du Chatelet.	De l'Opéra.

Préfecture de la Seine, à l'Hôtel-de-Ville.

Préfecture de Police, rue de Jérusalem.

Puits de Grenelle, en face la rue Duroc, a 558m de profondeur et donne 1 million de litres d'eau par jour.

Puits de Passy.

Ponts. Il y a 27 ponts sur la Seine, dans Paris. Les principaux sont : Pont-Neuf, des Arts, des Saints-Pères, Royal, de Solférino, de la Concorde, des Invalides, de l'Alma et d'Iéna. Le pont de l'Europe, qui passe sur les lignes ferrées des gares Saint-Lazare, est aussi remarquable ; il relie les rues de Londres, de Constantinople, de Saint-Pétersbourg, de Vienne ; son tablier pèse 3 millions 470 mille kilogr.

Promenades. Champs-Élysées, bois de Boulogne, de Vincennes.

Quartier général de la 1re Division militaire, 11, place Vendôme.

SQUARES PRINCIPAUX

De la Tour Saint-Jacques, rue de Rivoli ; de la place Napoléon, du Louvre, des Champs-Élysées, du musée de Cluny, boulevard Saint-Michel ; de la place Royale, de l'église de la Trinité, de l'église Sainte-Clotilde, de Vintimille, des Batignolles, de l'Hôtel-de-Ville.

Des Arts-et-Métiers, place du même nom.

Du Temple, rue du Temple ; **Louvois**, place Louvois.

Montholon, rue Lafayette ; **des Innocents, des Invalides.**

De la Chapelle Louis XVI, boulevard Haussmann.

De l'avenue de l'Observatoire. — Il y a 60 squares.

Société pour le placement en apprentissage des orphelins. Pour 200 francs en entrant et une promesse écrite de payer cent francs par an pendant trois ans, un jeune orphelin de 11 ans, à quelque culte qu'il appartienne, entrera *de suite* en apprentissage ; il sera nourri, logé, entretenu, recevra une instruction élémentaire et l'éducation religieuse pendant trois ans. Ecrire au secrétaire de la Société, à la mairie du 4e arrondissement de Paris.

STATUES

Henri IV, sur le Pont-Neuf (équestre).

Louis XIII, place Royale (équestre).

Louis XIV, place des Victoires (équestre).

Le Prince-Eugène, boulevard du même nom.

Le Maréchal Ney, près l'Observatoire.

L'Impératrice Joséphine, avenue Joséphine.

Le Maréchal Desaix, place Dauphine.

TEMPLE. — Vaste bazar où l'on vend de tout.

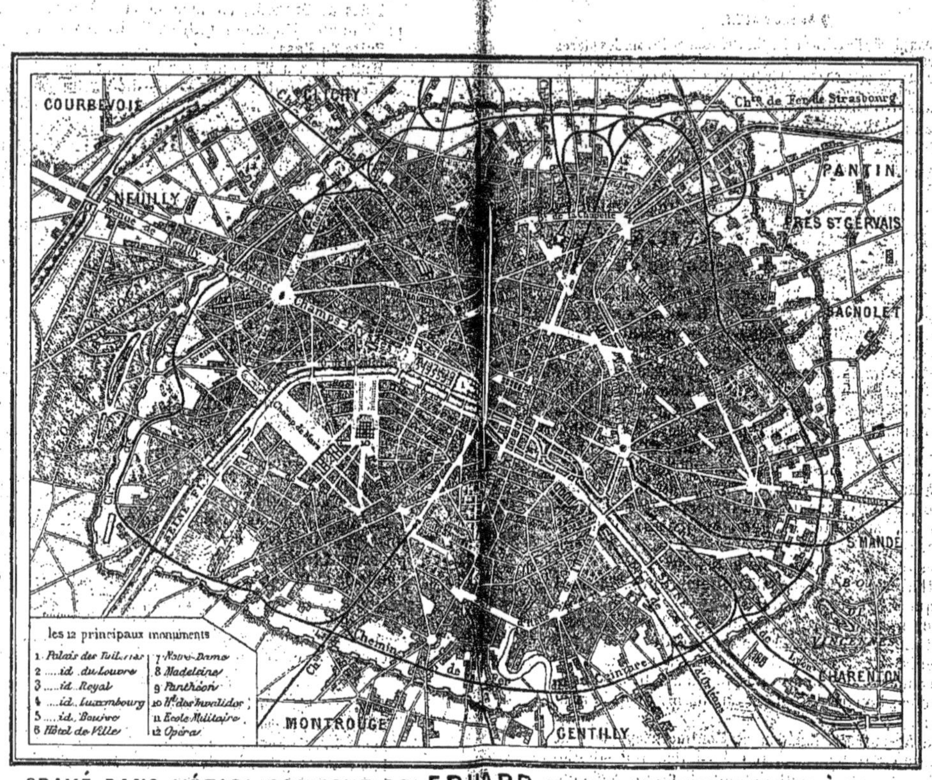

GRAVÉ DANS L'ÉTABLISSEMENT DE ERHARD, 12, RUE DUGUAY-TROUIN À PARIS.

THÉATRES

Un tableau placé à l'extérieur des théâtres donne le prix des places. Tous les matins, une pancarte rouge, indiquant la pièce qui sera jouée le soir dans chaque théâtre, est affichée dans les hôtels. Tous les journaux politiques et plusieurs journaux littéraires donnent aussi ces renseignements.

Timbre Impérial, 9, rue de la Banque.

Tour Saint-Jacques, rue de Rivoli.

Tribunal de Commerce, place du Palais.

Viaduc. Voir Auteuil, aux environs de Paris.

Voitures. Voyez au verso de la couverture du Guide.

ENVIRONS DE PARIS.

Heures des départs des chemins de fer.

Ceinture-Paris, gare St-Lazare, depuis 5 h. 50 m. toutes les heures aux 50 m. jusqu'à 9 h. 50 m. soir et par l'avenue de Clichy, n 120, toutes les heures aux 30 m., depuis 5 h. 30 matin jusqu'à 10 h. 30 s.

Paris St-Lazare, Batignolles, Courcelles, Neuilly, av. de l'Impératrice, Passy, Auteuil, Point-du-Jour, Grenelle, Vaugirard-Issy, Ouest-Ceinture, Montrouge, Gentilly, la Maison-Blanche, Orléans-Ceinture, la Râpée, Bercy, Bel-Air, Charonne, Ménilmontant, Belleville-Villette, Est-Ceinture, Chapelle-Saint-Denis, avenue de Clichy, 120.

Paris à Auteuil (gare Saint-Lazare), par Batignolles, Courcelles, Neuilly, avenue de l'Impératrice, Passy. — Depuis 7 h. 5 m. toutes les demi-heures aux 5 et aux 35 m. jusqu'à 11 h. 5 m. et minuit 40 m. (11 h. 45 m. prend des voyageurs à toutes les gares).

N. B. Il n'y a de trains aux 35 minutes, après 7 heures 35 soir, que les dimanches et fêtes.

Voir le viaduc d'Auteuil, formé de 153 arcades.

Paris à Enghien et Montmorency (gare du Nord), par Saint-Denis et Epinay. — Depuis 6 h. 55 m. du matin toutes les heures aux 55 minutes jusqu'à 9 h. 55 m. du soir. Retour : départ d'Enghien aux 35 m. jusqu'à 10 h. 35 m. soir.

Paris à Argenteuil, Enghien et Montmorency (gare de l'Ouest), rue Saint-Lazare, par Asnières, Bois-de-Colombe, Colombe, Argenteuil, Sannois, Ermont, Enghien, Montmorency. — Toutes les heures aux 5 m. depuis

8 h. 5 m. du matin jusqu'à 9 h., 0 h. 5 m. soir. Retour : départ d'Enghien aux 20 et aux 50 m. jusqu'à 10 h. 50 m. soir.

Paris à Sceaux (gare Barrière d'Enfer), par Sceaux-Ceinture, Arcueil, Cachan, Bourg-la-Reine et Fontenay-aux-Roses. Depuis 6 h. du matin toutes les heures jusqu'à 10 h. du soir l'été et 9 h. l'hiver. Retour : départ de Sceaux toutes les heures aux 35 m. jusqu'à 10 h. 35 s.

Paris à Versailles (gare Saint-Lazare), par Asnières, Courbevoie, Puteaux, Suresnes, Saint-Cloud, Sèvres, Chaville, Viroflay. — Depuis 7 h. 30 du matin toutes les heures à la demie jusqu'à 10 h. 30 et minuit 30 m., excepté 7 h. et 9 h. du soir l'hiver. Départ de Versailles toutes les heures à l'heure jusqu'à 10 h. soir. — Château, parc, grand Trianon, petit Trianon. Musée dans le château, visible de 11 à 4 h., excepté les lundis, jeudis et vendredis ; les grandes Eaux jouent dans la belle saison.

Paris à Versailles (gare Montparnasse), Ouest-Ceinture, Clamart, Meudon, Bellevue, Sèvres, Chaville et Viroflay. — Depuis 8 h. 5 m. du matin toutes les heures aux 5 m. jusqu'à 11 h. 5 m., excepté 7 et 9 h. du soir l'hiver. Retour : départ de Versailles toutes les heures aux 35 m. jusqu'à 10 h. 35 m. soir.

(Sèvres), manufacture de porcelaines, visible de 10 à 4 heures les lundis, jeudis et samedis.

Paris à Vincennes et la Varenne-Saint-Maur (gare de Vincennes), par Bel-Air, Saint-Mandé, Vincennes, Fontenay-sous-Bois, Nogent-sur-Marne, Joinville-le-Pont, Saint-Maur-les-Fossés, parc de Saint-Maur, Champigny. — Depuis 7 heures du matin toutes les demi-heures aux heures et aux demies jusqu'à 11 h. du soir et minuit 30 m. (l'hiver, aux heures seulement depuis 7 h.) — Retour : départ de la Varenne toutes les heures aux 15 m. — Visiter le château. — Bois magnifique ressemblant beaucoup au Bois de Boulogne.

Bois de Boulogne. — V. Auteuil.

Saint-Cloud. — Château, — parc. — grandes Eaux le dimanche, tous les quinze jours pendant la belle saison. V. Versailles.

Saint-Denis. — A 7 kilomètres de la gare du Nord, à Paris. — Eglise, sépultures royales.

Fontainebleau. — Chemin de fer de Lyon. Train de plaisir le dimanche, dans la belle saison, par Charenton, Maison-Alfort, Villeneuve-Saint-Georges, Montgéron, Brunoy, Combs-la-Ville, Lieusaint, Cesson, Melun, Bois-le-Roc et Fontainebleau. Départ : 6 h. 35, 7 h., 8 h. 40, 9 h., midi 20, 3 h. 05, 3 h. 35, 5 h. 27 et 9 h. 30 s.

Château, résidence de la Cour au printemps.

Immense forêt au sol continuellement accidenté. Hippodrome. Hôtel de l'Aigle-Noir, hôtel de l'Europe, place du Château, en face la grille d'honneur. Restaurant à la carte, Table d'hôte. Nouveau propriétaire, M. Maugé-Voille.

Saint-Germain-en-Laye. — A 21 kilomètres de la gare Saint-Lazare, par Asnières, Nanterre, Rueil, Chatou, le Vésinet et le Pech. Depuis 7 h. 35 m. du matin toutes les heures aux 35 m. jusqu'à 10 h. 35 m. et minuit 35 m. Retour : départ de Saint-Germain toutes les heures aux 55 m. jusqu'à 10 h. 55 minutes.

Saint-Germain fut la résidence favorite de François Ier, Henri II, Charles IX, Henri III, Henri IV, Louis XIV *(V. le Musée créé en 1862)*. Il est composé d'antiquités celtiques et gallo-romaines. Collection d'armes, modèles de machines de guerre. Il a été inauguré le 12 mai 1867.

Le Restaurant de premier ordre au pavillon Henri IV a une renommée universelle ; on sait que c'est dans ce pavillon que Anne d'Autriche donna le jour à Louis XIV. M. Barbotte, son propriétaire, a fait confortablement meubler un bel hôtel qu'il a bâti il y a trois ans. Au mois de mars de cette année, je lui voyais encore des peintres dans son fameux pavillon qui lui dépensaient une somme folle. De ses appartements on voit un des plus beaux panoramas du monde. Grille de sortie sur le parc.

Restaurant et hôtel Saint-Martin, Canu-Pavard, 21 rue de Pologne. Salons et cabinets de société.

AVIS. — Le **Guide Rose** se met à la disposition des étrangers pour leur faire préparer, avant leur arrivée à Paris, les appartements ou chambres dont ils peuvent avoir besoin. Il n'est accepté aucune rémunération pour cela.

Ecrire au propriétaire de ce Guide, 49, rue Taitbout.

ADRESSES CHOISIES

AGENTS DE CHANGE. — Coin, 83, rue Richelieu.

BANQUIERS. — Rothschild frères, 21, rue Laffitte; Fould et Cie, 22, rue Bergère.

BONNETERIE. — Au Grand-Frédéric, fournisseur de S. M. l'Impératrice, 5, faubourg Saint-Honoré.

BOTTIER. — Delandes, place du Palais-Royal, et 168, rue de Rivoli.

CHAUSSURES POUR DAMES ET ENFANTS. — Jouvenot, 165, r. Saint-Honoré (près la place du Palais-Royal)

COIFFEURS. — Le Comte, 13, rue de la Paix; Légé, 222, rue de Rivoli.

COMMISSIONNAIRE. — De Bosson, 7, rue de la Paix.

CONFECTIONS POUR DAMES. — Worth et Boberg, 7, rue de la Paix (nouveautés et confections); Langevin-Coulon, 12, rue de la Chaussée-d'Antin (Confections, Robes, Modes).

CORSETS. — Josselin, 37, rue Louis-le-Grand.

DENTELLES ET RUBANS. — Damour, 12, boulevard des Capucines, fournisseur de l'Impératrice.

DIAMANTS. — Fontana, au Palais-Royal.

EAU DENTIFRICE. — Auclair, pharmacien chimiste, 1, rue du Havre.

FARDS. — Violet, parfumeur de S. M. l'Impératrice, 12, boulevard des Capucines.

GANTS. — Alric, 1, rue Laffitte.

GRAVEUR. — Erhard, 12, rue Duguay-Trouin.

HOTELS. — Voyez page 25.

HUILES. — Popelin et fils, A l'Olivier, 70, rue de Rivoli; huile de foie de morue naturelle et 80 sortes d'autres huiles, médaille d'argent en 1867.

INSTITUTIONS DE DEMOISELLES. — Mme E. de St-Aubin des Lignières, 14, rue de Châteaubriand;
Mme Chevrier, 157, rue de Sèvres;
Mme Chatenet, 7, rue David (institution protestante).

INSTITUTIONS DE JEUNES GENS. — Carré de Mailly, 28, rue du Rocher;
Keller, 4, rue de Chevreuse;
Courtois, 269, rue Saint-Jacques.

JOAILLIER. — Lemonnier, 25, place Vendôme.

JOUETS. — Benon et Cie, 13 et 15, passage Jouffroy.

LINGERIE. — A la Crèche, 348, rue Saint-Honoré.

MAISON DE FAMILLES. — Mme Abel, 112, Champs-Elysées

MERCERIE. — Prosper Leseur, 21, rue Auber;
Droussant, 62, Chaussée-d'Antin.

MODES. — Ode, 232, rue de Rivoli;
Mlles Talon, 24, rue Drouot (Modes et Coiffures). — Ci-devant Chaussée-d'Antin;
Mme Langevin-Coulon, 12, Chaussée-d'Antin (Robes, Confections, Modes).

NOTAIRES. — Aubry, 27, boulevard des Italiens.

NOUVEAUTÉS. — Magasins du Louvre, 164, r. de Rivoli.

OBJETS D'ART, TABLEAUX, BRONZES. — Mon Alphonse Giroux, 43, boulevard des Capucines.

ORFÈVRERIE. — Argentée sur nouveau métal extra-blanc, inoxidable. Couverts Ruolz, métal-blanc (3 grandes médailles). F.-N. Corbin, 12, r. de la Paix.

PARFUMS. — Violet, parfumeur, fournisseur de S. M. l'Impératrice, 12, boulevard des Capucines.

PHOTOGRAPHIE. — Mon Legros, au Palais-Royal, 116, galerie de Valois; portraits et reproductions. — Médaille d'or.

QUINCAILLERIE. — Allez frères, 1, rue Saint-Martin.

RELIURES, ALBUMS, TIMBRES-POSTE ET ALBUMS-LYRIQUES. — Lenègre, 35, rue Bonaparte.

RESTAURANTS ET CAFÉS-RESTAURANTS. — Maison Dorée, 20, boulevard des Italiens; Café Anglais, 13, boulevard des Italiens.

ROBES. — Worth et Bobergh (Nouveautés et Confections), 7, rue de la Paix;

Langevin-Coulon, 12, rue de la Chaussée-d'Antin (Modes, Robes et Confections);

RUOLZ, MÉTAL ANGLAIS, COUTELLERIE ET ORFÈVRERIE DE TABLE. — Aux Armes d'Angleterre, 39, passage Jouffroy.

STÉRÉOSCOPES, VUES, etc. — H. Guérard, 156, rue de Rivoli.

TAILLEURS. — Alfred, fourniss. de S. M. l'Empereur, 18, rue de la Paix;

Renard, 2, boulevard des Italiens.

USTENSILES DE MÉNAGE. — Allez frères, 1, r. St-Martin.

VINAIGRE DE TOILETTE. — Jean-Vincent Bully (médaille à l'Exposition universelle de 1867), 67, rue Montorgueil (Maison de gros).

VOITURES. — Mazzucchelli, 110, r. de la Pépinière.

YEUX. — Desmarres, 25, rue Joubert.

ZINC. — Société des Mines et Fonderies de zinc, 19, rue Richer.

HOTELS

Gd-Hôtel, boul. des Capucines, 12.
Du Louvre, rue de Rivoli, 106.
Bristol, place Vendôme, 3.
Mirabeau, rue de la Paix, 8.
Westminster, rue de la Paix, 11.
De Bade, boul. des Italiens, 32.
Du Rhin, place Vendôme, 4.
De Lille et d'Albion, r. St-Honoré, 223.
Windsor, rue de Rivoli, 226.
Des Iles Britanniques, r. de la Paix, 22.
De Rivoli, rue de Rivoli, 202.
De Normandie, r. St-Honoré, 256.
Sainte-Marie, rue de Rivoli, 83.

HOTELS

Beau-Séjour, boul. Poissonnière, 30.
Clarendon, rue de Castiglione, 5.
Brigton, rue de Rivoli, 218.
Des Italiens, boul. des Italiens, 23.
Wagram, rue de Rivoli, 208.
Doré, boulevard Montmartre, 3.
Vendôme, place Vendôme, 1.
De Castiglione, rue Castiglione, 12.
De Liverpool, r. de Castiglione, 11.
Du Helder, rue du Helder, 9.
Des Etrangers, rue Vivienne, 3.
Des Hautes-Alpes, r. Richelieu, 12.
De l'Europe, rue Lepeletier, 5.

FRANÇAIS.	ALLEMAND.	ANGLAIS.	ESPAGNOL.
Abricot.	Abrikose.	Apricot.	Albaricoque.
Absinthe.	Absinth.	Wormswood.	Agenjo.
Agrafe.	Bindehaken.	Hook.	Broche.
Aiguille.	Nadel.	Needles.	Aguja.
Alose.	Alse.	Alose.	Alosa.
Aloyau.	Lendenbraten.	Sirloin.	Lomo de vaca.
Amande.	Mandel.	Almond.	Almendra.
Anisette.	Anisette.	Aniseed.	Anisete.
Andouillette.	Kalbswuerstchen.	Chitterlings.	Albondiguilla.
Anguille.	Aal.	Eel.	Anguila.
Artichaut.	Artischocke.	Artichoke.	Alcachofa.
Asperge.	Spargel.	Asparagus.	Esparrago.
Assiette.	Teller.	Plate.	Plato.
Bas.	Strumpf.	Stockings.	Media.
Bavaroise.	Bawaroise.	Bavaroise.	Bavaroise.
Bague.	Fingerring.	Ring.	Sortija.
Beignet.	Kuechlein.	Fritter.	Bunuelo.
Beurre.	Butter.	Butter.	Manteca.
Bifteck.	Beefsteack.	Beefsteack.	Beefsteack.
Biscuit.	Zuckerbrod.	Biscuit.	Bizcocho.
Bière.	Bier.	Bear.	Cerbeza.
Bijoux.	Juwelen.	Jewels.	Joyas
Binocle.	Doppelfernrohr.	Binocle.	Binoculo.
Blanchisseuse.	Wæscherin.	Washerwoman.	Lavandera.
Bonneterie.	Muetzewirkerarbeit.	Hosiery.	Boneteria.
Botte.	Stiefel.	Boot.	Bota.
Bœuf.	Rindfleisch.	Beef.	Vaca.
Bouillon.	Fleischbrühe.	Broth.	Caldo.
Bouteille.	Flasche.	Bottle.	Botella.
Bottine.	Halbstiefel.	Lady's boot.	Borcegui.
Bracelet.	Armband.	Bracelet.	Brazalete.
Café.	Kaffee.	Coffee.	Café.
Carafe.	Karafine.	Decanter.	Garrafa.
Canard.	Ente.	Drake.	Anade.
Cardon.	Cardone.	Cardoon.	Cardon.
Cassis.	Aaalbeere.	Black current ratafia.	Cassis.
Carotte.	Moehre.	Carrot.	Zanahoria.
Canne.	Stock.	Stick.	Cana.
Caleçon.	Unterhosen.	Drawers.	Calzoncillo.
Camisole.	Kamisol.	Under-waistcoat.	Almilla.
Cervelas.	Fleischwurst.	Cervelas.	Salchicha con espacias.
Cerise.	Kirsche.	Cherry.	Guinda.
Ceinture.	Guertel.	Girdle.	Cingulo.
Cognac.	Branntwein.	Brandy.	Aguardiente.
Charcutier.	Wurstkraemer.	Pork-Butcher.	Salchichero.
Chapon.	Kapphahn.	Capon.	Capon.
Chapeau.	Hut.	Hat.	Sombrero.
Châle.	Schawl.	Shawl.	Chale.
Chemise.	Hemd.	Shirt.	Camisa.
Chevreuil.	Reh.	Roe.	Bicerra.

FRANÇAIS.	ALLEMAND.	ANGLAIS.	ESPAGNOL.
Chicorée.	Cichorie.	Succory.	Endibia.
Chignon.	Genick.	Nape.	Cerviguillo.
Chocolat.	Chocolade.	Chocolate.	Chocolate.
Chou-fleur.	Blumenkohl.	Cauliflower.	Coliflor.
Cigarre.	Cigarre.	Cigar.	Cigarro.
Civet.	Hasenpfeffer.	Hare ragout.	Guiso de liebre.
Couturière.	Naeherin.	Mantua-maker.	Costurera.
Coiffeur.	Kopfputzer.	Hair-dresser.	Peinador.
Cocher.	Kutscher.	Coachman.	Cochero.
Couteau.	Messer.	Knife.	Cuchillo.
Compote.	Apfelmuss.	Stewed fruit.	Conserva con azucar.
Confiture.	Confect.	Preserve.	Dulces.
Consommé.	Kraftbruehe.	Gravy sup.	Consumado.
Cornichon.	Essiggurken.	Gorkin.	Pepinillos.
Côtelette.	Kippchen.	Chop.	Costilla.
Col.	Halsband.	Stock.	Cuello.
Corset.	Waemmschen.	Stays.	Corsé.
Coiffure.	Kopfzeug.	Head-dress.	Tocado.
Cuvette.	Waschschale.	Washing-basin.	Barreno.
Cuiller.	Loeffelgans.	Spoon.	Cuchara.
Dinde.	Truthenne.	Turkey-cock.	Pava.
Eau.	Wasser.	Water.	Agua.
Ecrevisse.	Krebs.	Craw-fish.	Cancrejo.
Eglise.	Kirche.	Church.	Iglesia.
Eponge.	Schwamm.	Spunge.	Esponga.
Epinards.	Spinat.	Spinage.	Espinaca.
Eperlan.	Spierling.	Smelt.	Esperinque.
Escargot.	Schnecke.	Snail.	Caracol.
Eventail.	Fuecher.	Fan.	Abanico.
Faisan.	Fasan.	Pheasant.	Faisan.
Filet.	Lendenstueck.	Under-cut.	Solomo.
Figue.	Feige.	Fig.	Higa.
Fiacre.	Fiacker.	Hackney-coach.	Peretero.
Fleur.	Blum.	Flower.	Flor.
Flanelle.	Flanell.	Flannel.	Franela.
Fraise.	Erdbeere.	Strawberry.	Fresa.
Framboise.	Himbeere.	Raspberry.	Sangüesa.
Fricandeau.	Fricandeau.	Stewed veal.	Fricando.
Fromage.	Kaes.	Cheese.	Queso.
Fourchette.	Tischgrabel.	Fork.	Tenedor.
Gant.	Kandschuh.	Glove.	Guante.
Gâteau.	Kuchen.	Cake	Torta.
Galantine.	Galantine.	Galantine.	Galantina.
Gilet.	Brustlatz.	Waistcoat.	Chaleco.
Gigot.	Hammelskeule.	Leg of mutton.	Pierna de carnero.
Goujon.	Bachkresse.	Gudgeon.	Gobio.
Glace.	Zuckerguss.	Ice.	Bano de azucar.
Groseille.	Johannis beere.	Currant.	Grosella.
Habit.	Kleid.	Coat.	Vestido.
Hareng.	Haering.	Herring.	Arenque.

FRANÇAIS.	ALLEMAND.	ANGLAIS.	ESPAGNOL.
Haricot.	Bohne.	French bean.	Habichuela.
Homard.	Hummer.	Lobster.	Cabrajo.
Huître.	Auster.	Oyster.	Ostra.
Huilier.	Oelschlaeger.	Oil-Cruet.	Aceitera.
Jambon.	Schinken.	Ham.	Jamon.
Jarretière.	Strumpfband.	Garter.	Jarretera.
Julienne.	Julienne.	Julienne sup.	Juliana.
Jupon.	Unterrock.	Under petticoat.	Jubon.
Lacet.	Schnuerband.	Lace.	Cordoncillo.
Lait.	Milsh.	Milk.	Leche.
Lapin.	Kaninchen.	Rabbit.	Conejo.
Layette.	Fach.	Box.	Canastilla.
Lièvre.	Hase.	Hare.	Liebre.
Lingerie.	Leinwandladen.	Hosiery.	Lenceria.
Lorgnon.	Augenglas.	Eye-glass.	Antcojo de puno
Maquereau.	Makrele.	Mackerel.	Escombro.
Macaroni.	Maccaroni.	Macaroni.	Macarrones.
Matelote.	Matelote.	Matelote.	Marinesca.
Marmelade.	Marmelade.	Marmalade.	Mermelada.
Manchette.	Manschette.	Ruffle.	Vuelta de Camisola.
Manteau.	Mantel.	Mantle.	Capa.
Mercier.	Kraemer.	Haber-Dasher.	Mercero.
Merlan.	Schellfisch.	Whiting.	Pescadilla.
Meringue.	Baiser.	Meringue.	Melindre.
Melon.	Melonn.	Melon.	Melon.
Modiste.	Modistin.	Modist.	Modista.
Moule.	Kuchenmuschel.	Muscle.	Almeja.
Moutarde.	Senf.	Mustard.	Mostaza.
Morue.	Stockfisch.	Cod-fish.	Bacalao.
Montre.	Uhr.	Watch.	Relov de faltriquera.
Nappe.	Tischtuch.	Table-cloth.	Manteles.
Noix.	Nuss.	Walnut.	Nuez.
Noisette.	Haselnuss.	Hazel-nut.	Avellana.
Nougat.	Mandelkuchen.	Nougat.	Almendrado.
Œufs.	Eier.	Eggs.	Huevos.
Oie.	Gans.	Goose.	Oca.
Ombrelle.	Sonnenschirm.	Umbrella.	Quitasol.
Omelette.	Eierkuchen.	Omelet.	Tortilla de huevos.
Oseille.	Sauerampfer.	Sorrel.	Acedera.
Pantalon.	Hose.	Pantaloons.	Calzacalzon.
Parapluie.	Regenschirm.	Umbrella.	Paragua.
Paletot.	Paletot.	Paletot.	Paletot.
Pain.	Brod.	Bread.	Pan.
Papier.	Papier.	Paper.	Papel.
Parfumerie.	Parfuemerie.	Perfumery.	Perfumeria.
Pâtissier.	Pasletenbaecker.	Pastry.	Pastelero.
Peigne.	Kamm.	Comb.	Peine.
Peignoir.	Pudermantel.	Dressing-gown.	Peinador.
Perdreau.	Repphuhn.	Partridge.	Perdigoncillo.
Pêche.	Pfirsche.	Peach.	Albérchigo.

FRANÇAIS.	ALLEMAND.	ANGLAIS.	ESPAGNOL.
Pigeon.	Taube.	Pigeon.	Palomo.
Porte-monnaie.	Beutel.	Porte-monnaie.	Bolsa.
Poivre.	Pfeffer.	Pepper.	Pimienta.
Poire.	Birne.	Pear.	Pera.
Pomme.	Apfel.	Apple.	Manzana.
Poulet.	Huenchen.	Chicken.	Pollo.
Pomme de terre.	Kartoffel.	Potatoe.	Patata.
Potage.	Suppe.	Pottage.	Potage.
Prune.	Pflaume.	Plum.	Ciruela.
Pruneau.	Gedörrte Pflaume.	Prune.	Ciruela pasa.
Purée.	Erbsenbrei.	Pea-sup.	Purée.
Punch.	Punsch.	Punch.	Ponche.
Raie.	Roche.	Ray.	Raya.
Rasoir.	Schermesser.	Razor.	Navaja.
Raisin.	Traube.	Grape.	Uva.
Radis.	Radies.	Turnip.	Reponche.
Restaurant.	Restaurant.	Dining house.	Fonda.
Rosbif.	Rindbraten.	Rostbeef.	Rosbif.
Rognon.	Niere.	Kidney.	Criadilla.
Robe.	Langes Kleid.	Gown.	Ropa.
Rôti.	Braten.	Roast meat.	Asado.
Ruban.	Band.	Ribbon.	Liston.
Salade.	Salat.	Salad.	Ensalada.
Saumon.	Salm.	Salmon.	Salmon.
Saucisson.	Schlackwurst.	Sausage.	Salchicha.
Sardine.	Sardell.	Sardine.	Sardina.
Salsifis.	Haferwurzel.	Salsify.	Salsifi.
Sel.	Salz.	Salt.	Sal.
Serviette.	Serviette.	Napkin.	Servilleta.
Sorbet.	Sorbet.	Sherbet.	Sorbete.
Sucrier.	Zuckerdose.	Sugar-box.	Azucarero.
Table.	Tisch.	Table.	Mesa.
Tailleur.	Schneider.	Tailor.	Sastre.
Tasse.	Schale.	Cup.	Taza.
Tabac.	Taback.	Tobacco.	Tabaco.
Tabatière.	Tabackdose.	Snuff-box.	Caja.
Tapisserie.	Wandteppich.	Tapestry.	Tapiz.
Teinturier.	Faerber.	Dyer.	Tintorero.
Temple.	Tempel.	Temple.	Templo.
Thé.	Thee.	Tea.	Tea.
Tomate.	Goldapfel.	Tomato.	Tomatera.
Truite.	Forelle.	Trout.	Trucha.
Truffe.	Erdmerschel.	Truffle.	Criadilla de tierra.
Synagogue.	Synagog.	Synagogue.	Sinagoga.
Vanille.	Vanille.	Vanilla.	Vainilla.
Veste.	Weste.	Waistcoat.	Chupa.
Vermicelle.	Fadennudel.	Vermicelli.	Fideos.
Verre.	Glas.	Glass.	Vidrio.
Veau.	Kalbfleisch.	Calf, veal.	Ternero.
Vin.	Wein.	Wine.	Vino.

Ancienne Maison **PERRET**

A. MAZZUCCHELLI, successeur

Fabrique et Magasin de VOITURES

4 MÉDAILLES D'ARGENT

Paris 1855; Metz 1861; Beaux-Arts 1863; Paris 1867

CATALOGUE indiquant **le prix fixe** des voitures neuves et des réparations

ENVOI FRANCO

A LA CARAVANE RUSSE

Maison spéciale

Thés et GRANDS VINS de France et de l'Etranger

Véritable Cognac, fine Champagne et Liqueurs surfines

FLICHY, faubourg St-Honoré, 139

TAILLEUR. — Versini, rue de Grammont, 17

Médaille de bronze à l'Exposition universelle de 1867.

PHOTOGRAPHIE PERFECTIONNEE INALTERABLE

Par beau ou mauvais temps, réussite infaillible. Portraits à la minute, colors naturel, ressemblance garantie, 5 fr. et au-dessus. Magnifiques portraits-cartes de visite en tous genres et artistiques fonds blancs, 10 fr. la douzaine et au-dessus. Reproductions en tous genres, grandies ou diminuées. Spécialité pour les grands portraits et les groupes de famille. Maison Legros, médaille d'or, etc.

Au Palais-Royal, Galerie Valois, 116.

HOTEL SAINTE-MARIE

83, rue de Rivoli, près du Louvre

English Spoken. — Man Spricht Deutsch

Librairie ancienne et moderne. L. LEFILLEUL, 27, boul. Poissonnière

---

MODES HAUTE NOUVEAUTÉ, PARURES

Mlles TALON

24, RUE DROUOT

Les LOIS de la BONNE SOCIÉTÉ, 1 fr., 49, rue Taitbout.

LA

MÉNAGÈRE MODÈLE

TRAITÉ COMPLET DE CUISINE BOURGEOISE

PAR UNE GRANDE DAME

Qui a perdu une partie de sa fortune, mais qui est restée gourmande

OU

L'ART DE FAIRE UNE CUISINE RICHE

AVEC PEU D'ARGENT

précédé d'une notice sur

LA MANIÈRE DE FAIRE LES HONNEURS D'UNE TABLE

AMIES LECTRICES

Comme Louis XIV, j'ai eu des Vatel pour chefs de cuisine. J'ai perdu ma fortune, mais ma gourmandise me reste fidèle. N'ayant plus qu'une rente modique que dédaigneraient mes anciens cuisiniers, je me suis résolûment mise à mes fourneaux. Vous figurez-vous bien une gourmande raffinée, tout ce qu'il y a de plus raffiné, avec d'aussi minces ressources? Eh bien! avec si peu d'argent, j'ai une bonne table, et cela me rend si heureuse, si heureuse, que je donne mon secret aux ménagères mes très-chères compagnes, et je ne leur demande pour ce petit service que de vouloir bien me croire leur sincère amie. CARLOTTA***

GRAMMAIRE DES PARESSEUX

Grammaire française complète

SUR UN PLAN NOUVEAU, PAR SAINT-LOUP

1 fr.; reliée et dorée, 1 fr. 60

Tout est clair dans ce joli petit volume. Pas de longues phrases, pas de mots inutiles. Toutes les règles sont laconiquement et lumineusement exposées. Sa classification est simple, facile à retenir. Point de syntaxe apparente Les participes ne sont plus un épouvantail. Si l'on n'est pas entièrement brouillé avec la grammaire, on peut parler en très-peu de temps avec une grande facilité, écrire sans faire de fautes, et conserver toujours toutes les règles dans la mémoire.

On peut lire la grammaire des paresseux trois fois en un jour. Plusieurs grandes dames, très-paresseuses, l'ont apprise par cœur en quatre jours.

LES LOIS DE LA BONNE SOCIÉTÉ

OU L'ART DE METTRE TOUT LE MONDE A SON AISE

dans toutes les circonstances

CE QUE FONT LES FEMMES

Ce que disent les fleurs, ce que pensent les jeunes filles

En un seul volume, par Saint-Loup. — **1 franc.**

LA MÉNAGÈRE MODÈLE

(Traité de cuisine)

OU L'ART DE FAIRE UNE CUISINE RICHE AVEC PEU D'ARGENT

Par une grande dame qui a perdu une partie de sa fortune, mais qui est restée gourmande. — **1 fr.**

LE GRAND MÉDECIN

Traité de Médecine et d'Hygiène

Très-joli volume. — **1 fr.**

LE GUIDE ROSE DES ÉTRANGERS

Très-élégante petite brochure rose en français. — **10 c.**

LE GUIDE ROSE

En allemand, anglais, italien. — **20 centimes.**

LE GUIDE QUOTIDIEN DES GRANDS HOTELS

(Format de journal)

En français, anglais, allemand, italien. — **15 cent.**

PARIS

49, rue Taitbout, près du boulevard des Italiens

ON REÇOIT DES TIMBRES-POSTE

Ces ouvrages sont expédiés affranchis, le propriétaire du **Guide Rose** prenant à sa charge les frais de poste.

www.ingramcontent.com/pod-product-compliance
Ingram Content Group UK Ltd.
Pitfield, Milton Keynes, MK11 3LW, UK
UKHW020956230726
13923UKWH00007B/418

9 782019 291501